NOTICE

SUR

LA FIÈVRE PUERPÉRALE,

ET SUR SES DIFFÉRENTES FORMES

Observées à l'Hôtel-Dieu de Paris pendant l'année 1840,

Par M. Hippolyte BOURDON,

INTERNE DES HÔPITAUX ET HOSPICES CIVILS DE PARIS,
MEMBRE DE LA SOCIÉTÉ ANATOMIQUE ET DE LA SOCIÉTÉ
MÉDICALE D'OBSERVATION DE LA MÊME VILLE.

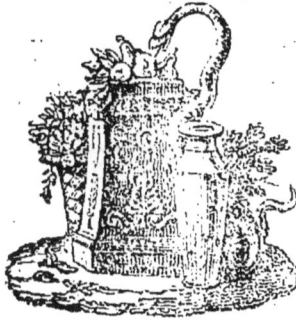

PONT-A-MOUSSON,

A. SIMON, IMPRIMEUR - LIBRAIRE.

—

1840.

NOTICE

SUR LA

FIÈVRE PUERPÉRALE.

NOTICE

SUR

LA FIÈVRE PUERPÉRALE,

ET SUR SES DIFFÉRENTES FORMES

Observées à l'Hôtel-Dieu de Paris pendant l'année 1840,

Par M. Hippolyte BOURDON,

INTERNE DES HÔPITAUX ET HOSPICES CIVILS DE PARIS, MEMBRE DE LA SOCIÉTÉ ANATOMIQUE ET DE LA SOCIÉTÉ MÉDICALE D'OBSERVATION DE LA MÊME VILLE.

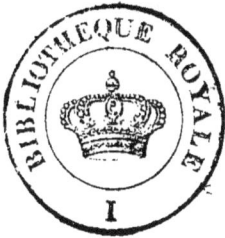

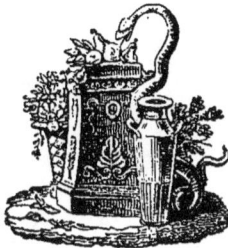

PONT-A-MOUSSON,

A. SIMON, IMPRIMEUR-LIBRAIRE.

1840.

DE LA
FIÈVRE PUERPÉRALE.

La Fièvre puerpérale, *febres puerperarum* des anciens, a de tout temps fixé l'attention des pathologistes. Elle a souvent été confondue avec les maladies nombreuses des femmes en couches, et a reçu différents noms suivant les époques, suivant les idées dominantes. Ainsi on l'a appelée Fièvre intestinale, Fièvre putride, maligne ; on l'a considérée comme une Métastase laiteuse.

Dans les temps modernes, Petit, Levret et Puzos en donnèrent une description, et à la fin du siècle dernier on détermina son siége et sa nature.

Cruiksank et Valter, en 1779, la regardèrent comme une maladie inflammatoire, et en 1788 Delaroche la décrivit sous le nom d'Inflammation d'entrailles des femmes en couches.

Huit ans après, Pinel rangea cette affection parmi les Phlegmasies séreuses, et Bichat la considéra comme une variété de Péritonite. Gardien, suivant ces idées, en donna une description sous le titre de Péritonite puerpérale.

Mais l'art d'observer faisant tous les jours des progrès, on ne tarda pas à remarquer des variétés dans les symptômes, et on se livra à des recherches anatomiques.

Bientôt Ribes et Chaussier soupçonnèrent l'inflammation des veines, et Dance fit paraître deux Mémoires sur la Phlébite utérine.

Boër, en Allemagne, décrivit la putrescence de l'utérus à la suite des couches; MM. Danyau et Duplay, en France, décrivirent la Métrite gangréneuse et le ramollissement de l'utérus.

On voit que déjà les observateurs avaient rencontré diverses lésions dans la fièvre puerpérale.

M. Tonnelé, ayant trouvé du pus dans les vaisseaux lymphatiques de l'utérus, commença à distinguer dans cette maladie plusieurs formes différentes, et, après lui, M. Nonat, qui décrivit la Lymphangite utérine, essaya de donner les moyens de diagnostiquer ces formes déjà nombreuses; mais nous verrons bientôt si, dans les cas que nous avons observés, il eût été réellement possible de dire à quelle variété de la fièvre puerpérale on avait affaire.

Enfin, dans ces derniers temps, c'est-à-dire depuis que la médecine physiologique domine la science, tous les auteurs classiques ont fait de chaque forme de cette maladie une inflammation simple ou com-

plexe. Ainsi on donne généralement aujoud'hui à la fièvre puerpérale le nom de *Métrite*, de *Métro-Péritonite*,
de *Phlébite utérine* ou de *Lymphangite utérine*, suivant les lésions qu'on trouve après la mort, ou qu'on
suppose pendant la vie. Toutefois, il faut le dire, on
a conservé à ces noms qui désignent une Phlegmasie, l'épithète de *Puerpérale*, ce qui prouve qu'on
regarde ces inflammations comme ayant quelque
chose de spécial, de particulier.

Enfin tout récemment, un de mes collègues et ami,
M. Voillemier, a fait paraître l'histoire d'une Épidémie de fièvre puerpérale qui a régné à l'hôpital des
Cliniques en 1838, et dans laquelle il a observé des
lésions anatomiques, remarquables par leur grande
variété. En effet, dans trois autopsies il a constaté
la présence du pus dans l'épaisseur des membres à
leur partie postérieure, et dans le tissu cellulaire sous-
péritonéal, indépendamment de toute phlébite et de
toute lymphangite utérines. Dans d'autres, il a trouvé
du pus dans le péritoine, les plèvres, les articulations,
dans les veines ou dans les lymphatiques ; et ces altérations, si diverses pour le siége et si analogues pour
la nature, ont conduit M. Voillemier à regarder la
fièvre puerpérale comme une maladie générale dont
le caractère anatomique est l'existence du pus dans
tel ou tel point de l'économie, et à laquelle il pro-

pose de donner le nom de *Fièvre Pyogénique* des femmes en couches.

Cette année, à l'Hôtel-Dieu, dans le service de M. Récamier, j'ai observé un grand nombre de fièvres puerpérales. Cette maladie, qu'on ne peut regarder, malgré sa fréquence, comme ayant régné épidémiquement, s'est montrée néanmoins avec des symptômes caractéristiques toujours les mêmes, avec un aspect et une marche particulière vraiment remarquables ; tandis qu'à l'autopsie des malades qui ont succombé on a trouvé des lésions anatomiques bien diverses. Plusieurs de ces altérations pouvaient être rapportées à l'inflammation qui dans cette affection se termine avec une facilité et une promptitude extraordinaires, par la formation du pus dans différents points de l'économie, tels que la partie postérieure des membres, le tissu cellulaire sous-péritonéal, le péritoine etc...; mais on ne pouvait regarder certaines lésions très-graves comme le résultat de cette inflammation toute spéciale.

Maintenant si on joint à ces considérations la fluidité du sang trouvé dans le cœur et les gros vaisseaux, le ramollissement de presque tous les organes, y compris le tube digestif, ramollissement observé sans trace d'inflammation, même au voisinage, n'est-on pas autorisé à regarder la maladie qui nous oc-

cupe comme une affection générale liée à une altération du sang, et se traduisant toujours par un même
ensemble de symptômes, malgré la diversité des
désordres produits? Ces désordres à la vérité se re-
marquent plus souvent dans la cavité du bassin que
dans toute autre partie du corps, mais cette circonstance est expliquée facilement par les conditions
particulières dans lesquelles se trouve la femme après
le travail de la grossesse et de l'enfantement.

Depuis long-temps on dit qu'il survient des
changements dans les liquides de l'économie pendant ces états physiologiques, et surtout au moment
où la sécrétion lactée s'établit; une altération de
ces liquides, du sang par exemple, est-elle donc
une chose si extraordinaire, si peu admissible, chez
une femme récemment accouchée, épuisée de fatigues, quand les lois de l'hygiène ne sont pas ri-
goureusement observées autour d'elle, ou qu'il règne
une de ces épidémies si fréquentes dans les maisons
d'accouchement?

Je vais d'abord donner un résumé des dix observations les plus importantes qui m'ont conduit à ces réflexions, et je citerai ensuite les observations en entier,
telles que je les ai recueillies au lit des malades.

Les causes ont été obscures dans la plupart des
cas dont je rapporte ici l'histoire. Toutefois, deux des

malades se sont levées et se sont fatiguées trop tôt
après leurs couches ; une troisième a été exposée au
froid pendant et après l'accouchement, et, enfin,
une quatrième a souffert horriblement pendant le
travail et les manœuvres qui ont été nécessaires pour
le terminer. On conçoit que ces diverses circonstances puissent jouer un certain rôle dans la production de la fièvre puerpérale. Pour les six autres, la
cause a échappé, et cependant comme quatre d'entre
elles ont été atteintes à quelques jours d'intervalle,
la température de l'air étant à 27°, et qu'elles ont présenté des symptômes bilieux, on peut penser que la
cause de leur maladie subsistait dans une constitution
médicale particulière. Quoi de plus fréquent, en
effet, que de voir la fièvre puerpérale régner épidémiquement et se montrer alors avec une forme
toujours la même ? A l'Hôtel-Dieu, Doulcet n'a-t-il
pas observé, en 1782, une épidémie dans laquelle
l'état saburral du tube digestif était constant ? En 1790,
dans le comté d'Aberdeen, Gordon n'en a-t-il pas
observé une qui s'est présentée avec des symptômes
d'affection inflammatoire ; à l'hôpital Saint-Louis, il
y a quelques années, n'a-t-on pas rencontré une épidémie de fièvre puerpérale avec la forme lymphangite ; et enfin, tous les jours, ne voit-on pas dans nos
hôpitaux spéciaux cette malheureuse affection ré-

gner épidémiquement et décimer les femmes en couches ?

Dans les cas de fièvre puerpérale dont je trace ici le tableau, j'ai été frappé de la similitude et de la marche des symptômes qui n'ont varié généralement que pour l'intensité.

Ainsi, dans l'aspect extérieur, on trouvait déjà un cachet particulier. La physionomie promptement altérée, le plus souvent grippée, exprimait au début la douleur ou l'inquiétude, et à la fin l'insensibilité, l'abattement, surtout quand la malade devait succomber. Les yeux s'excavaient plus ou moins et s'entouraient d'un cercle noir ; le visage prenait un teint pâle, terreux, mat et opaque, qu'on peut regarder comme propre aux femmes en couches, car ce teint puerpéral n'est pas la pâleur à reflet verdâtre de la chlorose, ni le teint blanc transparent de l'anémie ; il ne peut être confondu avec le teint blême, blafard, comme sale, de certaines phthisies avancées, et encore moins avec le teint jaune-paille de la cachéxie cancéreuse ou le teint bis de la Fièvre intermittente.

La faiblesse générale et la prostration ont été constantes, mais à des degrés variables, suivant l'époque ou la gravité de la maladie.

Voilà pour l'habitude extérieure. Maintenant, si on interrogeait la malade, on apprenait qu'un frisson plus ou moins intense, avec ou sans claquement de dents, d'une durée plus ou moins longue, avait marqué le début de l'affection. Ce symptôme, accompagné d'un grand malaise, reparaissait quelquefois dans les jours suivants, et mesurait en quelque sorte par son intensité le degré de gravité de la maladie. En effet, toutes les fois qu'il a été très-intense, et prolongé à l'invasion, et qu'il s'est montré ensuite à plusieurs reprises, la terminaison a été fatale.

Après le frisson survenait de la chaleur qui alternait quelquefois avec lui. La peau, ordinairement chaude et sèche, se couvrait à une certaine époque de sueurs qui étaient tantôt de bon augure, quand en même temps la maladie s'amendait, tantôt annonçaient une mort prochaine, quand les autres symptômes s'aggravaient; alors elles étaient visqueuses et froides.

Dans deux cas très-graves, mais dans lesquels cependant la maladie s'est un peu prolongée, la peau s'est escarrifiée plus ou moins sur le sacrum.

Le pouls, toujours fréquent, s'est montré un peu dur et plein au début chez deux malades seulement, et chez toutes les autres il a été continuellement petit, dépressible et même ondulant.

Il y a eu dans plusieurs cas de la céphalalgie; mais un symptôme qui s'est montré plus souvent vers la

fin de la maladie, c'est un délire tranquille, une sorte
de loquacité avec conservation de la mémoire et de
l'intelligence. Cet accident, qui est ordinairement un
mauvais signe, s'est cependant montré chez deux de
nos malades qui ont guéri. Il a commencé chez toutes
les deux le même jour vers le soir, et a reparu le lendemain à la même heure. Mais ce n'était probable-
ment qu'un simple délire nerveux, lié à quelques
tourments moraux qu'éprouvaient ces deux nouvelles
accouchées ; car quelques gouttes de laudanum de
Rousseau, administrées immédiatement avant l'époque présumée de son apparition, l'ont fait manquer
chaque fois, et d'une manière infaillible.

Chez une des malades, il est survenu, à l'approche
de la mort, quelques soubresauts des tendons, et de
petites convulsions dans les muscles de la face, et surtout des lèvres.

La douleur du ventre a été constante, mais variable pour l'intensité et le siége. Toutefois elle a été
généralement vive et bornée à l'hypogastre. Dans
quelques cas elle a cessé tout à coup complètement,
sans que le ballonnement du ventre diminuât et que
l'état général s'aggravât en même temps. Cette insensibilité, annonçant un trouble profond de l'inerva-
tion, rendait le pronostic des plus graves, et la suite
a•toujours confirmé ces prévisions fâcheuses.

Le ventre fut toujours plus ou moins météorisé, ballonné, mais pas plus dans une forme particulière de la maladie que dans une autre; cependant le ballonnement considérable du ventre était généralement de mauvais augure.

Du côté du tube digestif, certains symptômes furent observés indistinctement dans presque tous les cas : la sécheresse de la langue, la soif, les vomissements, et une diarrhée qui apparut tantôt au début, tantôt à une époque avancée, les selles liquides, brunâtres, d'une odeur fétide, ayant toujours annoncé une terminaison fatale.

D'autres symptômes se montrèrent exclusivement dans les cas dont j'ai déjà parlé, c'est-à-dire, ceux qui apparurent à la même époque, pendant les fortes chaleurs de l'été : ce fut un enduit blanchâtre sur la langue, l'amertume de la bouche, des nausées, etc.

Le hoquet ne se montra que trois fois sur dix, et manqua dans plusieurs cas où l'on pouvait supposer une inflammation du péritoine.

Les urines n'ont rien offert de particulier, si ce n'est pour leur excrétion, qui ne put se faire sans le cathéter chez trois malades dont la vessie était plus ou moins affectée. En effet, chez l'une d'elles, on trouva à l'autopsie une gangrène commençante de la

vessie, et chez les deux autres qui guérirent, on
constata une sensibilité remarquable de cet organe
au toucher vaginal, douleur produite qu'on distin-
guait facilement de celle du col de l'utérus, quand
elle existait en même temps.

L'excrétion involontaire des urines, se montrant
avec celle des fèces, a toujours été un mauvais signe.
On sait, en effet, que ces paralysies du sphincter, du
rectum et de la vessie, dénotent un trouble profond
du système nerveux.

L'écoulement des lochies a été suspendu ou au
moins diminué dans tous les cas ; mais ceux dans
lesquels cette espèce de fonction momentanée ne s'est
pas établie ou s'est arrêtée complètement, ont été les
plus graves. Dans les cas où les lochies ont coulé,
elles n'ont rien offert de particulier pour l'aspect ou
l'odeur. Les seins furent toujours plus ou moins
flasques.

La respiration, à la fin des formes graves, mor-
telles, a été tellement fréquente, haute et gênée,
qu'on a été étonné de ne pas trouver à l'autopsie,
dans les poumons, des lésions plus importantes que de
l'engouement à leur partie postérieure ; cependant
on a observé dans un cas le ramollissement considérable d'un poumon. (10e Observ.)

Comme maladies consécutives liées sans le moindre doute à la fièvre puerpérale, je noterai un engorgement phlegmasique du ligament large droit et de la fosse iliaque du même côté, inflammation du tissu cellulaire qui s'est terminée par la supuration. L'ouverture de l'abcès fut pratiquée sans accident immédiatement au-dessus du ligament de Poupart, et la femme guérit parfaitement.

Je citerai une arthrite du genou dont la guérison se fit beaucoup attendre, mais qui se termina cependant sans supuration, ce qui est fort heureux : car on sait qu'à la suite de la fièvre puerpérale, comme pendant cette maladie, le pus se forme avec une grande facilité.

Je termine ce résumé des accidents observés dans nos divers cas de fièvre puerpérale en disant qu'il n'a pas été possible, d'après certains symptômes particuliers, de spécifier, d'une manière un peu certaine, quelle forme de la maladie on avait à traiter, et je crois que dans l'état actuel de la science ce diagnostic est extrêmement difficile, si ce n'est impossible.

En exposant les symptômes, j'ai tracé à peu près la marche de la maladie ; j'ajouterai seulement ici, pour la terminaison et pour le pronostic, que quand le pouls perdait de sa fréquence, quand il devenait souple après avoir été dur ou qu'il reprenait de la

force après avoir été dépressible, misérable, et qu'en
même temps la peau devenait moite, que la douleur de ventre diminuait, et qu'enfin la physionomie
reprenait son expression et son aspect naturels, on
pouvait en général espérer une guérison plus ou
moins prompte; mais que quand le pouls conservant
sa fréquence devenait petit, dépressible, ondulant,
quand la langue se séchait, lorsque la face s'altérait
de plus en plus, que les vomissements, la diarrhée
et le hoquet étaient opiniâtres, lorsque le ventre
restait fortement ballonné, ou qu'il survenait des
troubles de l'intelligence, on devait craindre une
terminaison fatale; et celle-ci était certaine quand,
le pouls baissant de plus en plus, la peau se couvrait
de sueurs froides, visqueuses, quand les selles liquides
étaient noires, fétides, rendues involontairement,
ainsi que les urines, lorsqu'il survenait des soubresauts dans les tendons et des escarres au sacrum;
à cette extrémité, le visage avait déjà un aspect ca-
davéreux.

Quant aux lésions anatomiques, je me contenterai
de les indiquer sommairement en renvoyant aux Observations pour les détails.

Je dirai que, sur cinq autopsies, on a trouvé des
altérations bien différentes, qui se rapportent à plusieurs formes de la fièvre puerpérale.

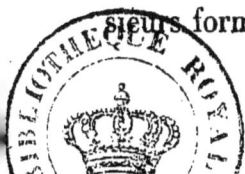

2

Dans un cas, en effet (6ᵉ Observ.), on a rencontré pour toute lésion appréciable un léger épanchement de sérosité trouble, rougeâtre, tenant en suspension quelques petits flocons dans la cavité péritonéale. Je sais que, pour beaucoup de pathologistes, cet épanchement caractérise suffisamment une péritonite; mais cette lésion seule peut-elle rendre compte des accidents graves observés, et expliquer une mort aussi prompte que celle qui est survenue? il est permis d'en douter.

Dans une autre autopsie (8ᵉ Observ.), on a trouvé toutes les altérations anatomiques qui caractérisent la phlébite utérine, telle que Dance l'a décrite. Seulement, les recherches les plus minutieuses n'ont pu faire découvrir le moindre abcès métastatique, la plus légère quantité de pus, épanchée dans une cavité soit séreuse, soit synoviale, ou infiltrée dans le tissu cellulaire des muscles ou d'un organe quelconque.

Dans un autre cas (9ᵉ Observ.), tous les degrés de ramollissement de l'utérus, qui constituent la forme décrite par MM. Danyau et Duplay, sous les noms de métrite gangréneuse, de ramollissement de l'utérus, et, par Boër, sous le titre de *Putrescentia uteri*, tous ces degrés, dis-je, se sont rencontrés; car l'utérus offrait, depuis le ramollissement de sa face interne

jusqu'à la gangrène, la perforation de toute l'épaisseur de ses parois.

On a trouvé de plus des traces de péritonite très-
grave, avec épanchement fétide, un peu noirâtre,
comme toutes les fois que le pus, en contact avec l'air
atmosphérique, commence à se décomposer. En effet, la
cavité séreuse communiquait avec l'extérieur par les
perforations de l'utérus et par le vagin. Le tissu cellulaire sous-péritonéal et les muscles sous-jacents
étaient infiltrés de pus de même nature.

Enfin, la plupart des organes étaient ramollis, et
les intestins grêles offraient des ulcérations plus ou
moins profondes sans trace d'inflammation environ-
nante.

Une quatrième autopsie (7ᵉ Observ.) réunissait plusieurs des caractères anatomiques de la fièvre pyogénique de M. Voillemier. On trouva du pus infiltré
dans le tissu cellulaire des membres, à leur partie
postérieure et sous le péritoine qui recouvre l'utérus,
sans trace de phlébite, de lymphangite utérines, ni d'abcès métastatique dans les organes parenchymateux.

Enfin, dans la cinquième et dernière autopsie (10ᵉ
Observ.), on rencontra des lésions qui se rapprochent
de celles dont je viens de parler, c'est-à-dire, du pus
réuni en foyer, ou diffus dans le tissu cellulaire sous-
péritonéal du bassin, et de plus un ramollissement

de presque tous les organes, mais surtout du poumon droit qui s'écrasait, se déchirait comme le tissu du foie, sans avoir perdu sa propriété de surnager.

Pour terminer l'anatomie pathologique, il me reste à dire quelques mots de plusieurs altérations qui ont été constantes dans toutes ces autopsies : c'est d'abord un détritus, couleur lie de vin ou noirâtre, d'une odeur plus ou moins infecte, qui formait une couche variable, pour l'épaisseur, à la face interne de l'utérus. La quantité et surtout la fétidité de cette substance étaient d'autant plus grandes, que l'utérus était resté plus volumineux, et l'on verra que, pour le traitement, cette circonstance conduit à une indication particulière. Ce détritus peut, je crois, être considéré comme le produit coagulé, plus ou moins putréfié de la sécrétion lochiale, de même que l'espèce de couche pseudo-membraneuse, mince, qui tapissait la face interne de l'utérus dans quelques cas, peut être regardée comme une exsudation particulière de l'organe, indépendante de toute inflammation, qui, si on l'admettait, ne serait pas suffisamment caractérisée par cette lésion.

Une chose bien remarquable, et qui a déjà été notée, c'est la fluidité du sang trouvé dans le cœur et dans les vaisseaux. L'état de ce liquide dans la fièvre puerpérale n'a certainement pas assez fixé l'attention des pathologistes, et des recherches, dirigées dans ce sens, sont fort désirables pour les progrès de la science.

Enfin, une lésion non moins intéressante a été observée dans toutes les autopsies ; c'est le ramollissement plus ou moins marqué des organes parenchymateux et du cœur même. La membrane muqueuse des intestins a été aussi trouvée deux fois ramollie à un assez haut degré ; et les ulcérations profondes, à bords taillés en biseau, sans trace d'inflammation au voisinage, observées dans un cas (9ᵉ Observ.), peuvent être, je crois, considérées comme le résultat plutôt de ce ramollissement étendu aux membranes fibreuses et musculaires que comme le produit de l'inflammation.

Les perforations de l'estomac, observées par Chaussier, MM. Tonnelé, Paul Dubois et Voillemier, dans des cas analogues, ne sont-elles pas un degré plus avancé de la même altération, c'est-à-dire, un ramollissement de toutes les tuniques de l'estomac ? je suis bien porté à le croire.

Quant au traitement qui a été mis en usage, je dirai que, pour les femmes qui sont entrées à l'hôpital dans un état désespéré, et pour celles chez lesquelles la maladie s'est montrée d'une manière très-grave, aucune thérapeutique n'a réussi, et le camphre, regardé par Pouteau comme un spécifique dans la fièvre puerpérale, n'a été d'aucun avantage dans un cas où il était cependant bien indiqué.

On peut en dire autant des embrocations faites sur le ventre avec l'onguent mercuriel, et des autres agents thérapeutiques vantés en pareils cas.

Un moyen qui n'a pas sauvé la malade, mais qui a eu toutefois un effet bien marqué, c'est la compression exercée par un bandage de corps bien serré et une pyramide de compresses sur l'utérus, qui était resté très-volumineux. En effet, quelques heures après l'application du bandage, l'organe avait déjà diminué de près de moitié; on conçoit l'avantage qu'on peut tirer de ce moyen, qui, en forçant l'utérus à revenir sur lui-même, détermine la sortie des matières putrides contenues dans sa cavité, et diminue ainsi les chances de résorption infectante et de phlébite.

Dans les hémorragies, utérines par inertie, cette compression exercée méthodiquement peut être aussi d'un grand secours. On l'a employée dans nos fièvres puerpérales, concurremment avec les injections portées dans l'utérus même, pour déterger la surface interne, entraîner les matières plus ou moins nuisibles, et leur ôter leur odeur fétide.

Les émissions sanguines, sur lesquelles certains médecins comptent tant, n'ont eu aucune efficacité dans les cas, à la vérité très-peu nombreux, dans lesquels on les a employées.

Pour les femmes observées à la même époque, et qui ont présenté toutes des symptômes bilieux, je noterai le succès très-remarquable qu'on a obtenu de l'ipécacuana. Ce moyen qui, comme on sait, a si bien réussi entre les mains de Doulcet, a toujours amené une amélioration très-sensible dans les symptômes. Chaque fois qu'on l'a administré, il a provoqué une moiteur de la peau, si favorable dans la maladie qui nous occupe. Dans un cas (1re Observ.), où quelques praticiens timides n'auraient pas osé l'administrer, de peur d'augmenter les douleurs du ventre, déjà très-vives, il les a, au contraire, très-promptement soulagées, les efforts de vomissements ayant été très-peu pénibles.

L'ipécacuana, dans ces cas, a eu sans doute une action complexe; il a provoqué des vomissements, de la moiteur, et peut-être même a-t-il agi d'une manière spéciale, inconnue.

Je rappellerai, en finissant, l'effet si avantageux du laudanum sur un délire observé, le même soir, chez deux de nos malades, et que je regarde comme nerveux.

Maintenant que j'ai fait l'histoire abrégée de ces diverses formes de fièvres puerpérales, je vais donner

leurs observations accompagnées de quelques réflexions particulières.

PREMIÈRE OBSERVATION.

Fièvre puerpérale ; forme métro - péritonite
avec symptômes bilieux.

La nommée Maïte, âgée de 22 ans, empailleuse, bien réglée
depuis l'âge de 15 ans, d'une bonne santé habituelle, toussant et maigrissant depuis plusieurs mois, accoucha de son
premier enfant à l'hôpital Saint-Louis, il y a environ vingt
jours, sans souffrir beaucoup. Tout se passa d'abord d'une
manière normale ; mais, le troisième jour, lorsque la fièvre
de lait parut, les lochies se supprimèrent pour ne plus reparaître. Depuis lors, il y eut quelques douleurs dans le ventre,
qui était volumineux par moments, de la céphalalgie et un peu
de fièvre. Elle sortit de Saint-Louis, huit jours après son accouchement, dans un assez bon état et avec assez d'appétit ;
elle fit son ménage et travailla pendant dix jours sans accident du côté du ventre ; mais elle continua à tousser beaucoup,
et cracha du sang pendant deux jours.

Enfin, mardi dernier, 23 juin 1840, s'étant fatiguée beaucoup en faisant des courses en ville, elle fut prise dans la
nuit d'un frisson qui dura douze heures, et qui fut suivi de
chaleur de la peau, de malaise général, de céphalalgie, de
vomissements, de hoquet, de douleurs dans le ventre, de ballonnement ; elle resta deux jours dans cet état, sans sommeil,

et ne fit aucun traitement jusqu'à son entrée, le 25 juin , à l'Hôtel-Dieu, où elle se présenta avec les symptômes suivants : grande agitation, plaintes réitérées ; teint pâle , terreux ; yeux cernés de noir, un peu caves ; facies décomposé, grippé ; céphalalgie frontale ; langue couverte d'un enduit blanchâtre, mais humide ; bouche amère, pâteuse ; hoquet ; ventre très-volumineux, extrêmement sensible à la pression , étant le siége de douleurs spontanées qui font crier la malade, et donnant un son très - clair à la percussion ; constipation depuis deux jours.

Le toucher vaginal fait reconnaître que le col de l'utérus a son volume normal, mais qu'il est très-sensible, ainsi que le corps de cet organe qui n'est pas plus gros qu'à l'état normal, comme le toucher rectal permet de le constater. Toux et crachats muqueux ; à l'auscultation, rien au cœur, mais râle sibilant et ronflant dans toute la poitrine, masquant le murmure respiratoire presque partout ; dans plusieurs points en arrière, on entend une respiration rude, comme soufflante ; pas de résonnance de la voix ; pas de matité à la percussion ; peau un peu froide aux extrémités, chaude sur le tronc et surtout sur le ventre ; pouls petit, dépressible, à 128. (On prescrit : Ipécacuana, 12 décigrammes en quatre doses ; tilleul sucré ; lavement avec huile de ricin , 60 grammes ; frictions avec onguent mercuriel sur le ventre ; cataplasme léger sur la même partie).

Immédiatement après les vomissements qui ont à peine augmenté les douleurs du ventre pendant les efforts, il y a un grand soulagement de ces douleurs, et la malade repose un peu. — 26. Le lendemain, la malade a dormi ; elle a eu plusieurs selles liquides après le lavement ; la langue est moins blanche, la bouche est meilleure ; il y a un peu d'appétit ; plus de hoquet ; ventre plus souple, moins volumineux, moins ballonné et bien moins sensible ; la douleur est bornée au flanc droit; le pouls est toujours à 128, mais il est développé sans récurrence et sans dureté. La poitrine est dans le même état à l'auscultation ; la toux est plus fréquente, l'expectoration plus difficile; les règles ont paru, elles vont peu. (Tilleul; frictions napolitaines; cataplasme laudanisé ; julep avec kermès, 4 décigrammes, et sirop diacode, 10 grammes ; cataplasmes chauds aux cuisses). — 27. Les règles ne coulent pas ; le ventre est moins sensible, moins tendu, il y a eu une selle liquide; la langue est meilleure, moins amère; le facies est moins décomposé ; l'expectoration est plus facile; les râles moins nombreux; (même traitement). — 28. Il y a eu quelques nausées, et, en toussant, la malade a craché un peu de sang; rien de particulier dans la poitrine, il y a plutôt moins de râles ; plusieurs selles liquides ; langue encore un peu blanche; pouls fréquent, assez résistant; peau chaude; ventre assez souple, avec une douleur peu intense, mais fixée au côté droit, vers l'hypocondre. (8 ventouses scarifiées sur ce point ; même traitement). — 29. Les ventouses n'ont pas été mises, mais la douleur n'existe plus qu'à une forte pression ; il y a eu du sommeil; la langue est blanche, la bouche mauvaise, le pouls fréquent, quoique la peau soit assez bonne. (Ipécacuana, 12 décigrammes; cataplasme sur le ventre ; frictions mercurielles). Peu de temps après l'ingestion de l'ipécacuana, pendant les vomissements, la peau est devenue moite. — 30. Langue rosée, bien humide; bouche bonne; appétit bon; sommeil; facies meilleur; pouls à 104; peau fraîche; ventre encore ballonné, mais souple et à peine sensible; cinq ou six selles liquides; toux moins fréquente ; râles bronchiques plus rares. (2 bouillons, même traitement du reste). — 1er juillet. La malade a bien reposé; bon état des voies digestives supérieures; pouls à 98; peau bonne, ventre souple ; quatre ou cinq selles liquides. (Même traitement, 2 bouillons). — 2. Pouls à 100 ; état général bon ; physionomie normale ; la diarrhée est le

seul symptôme qui persiste assez intense ; on suspend les frictions mercurielles. — 3. La diarrhée continue ; on suspend
le kermès. — 4. Le mieux continue ; moins de diarrhée ; le
pouls est toujours fréquent ; même traitement. — 5. Même état.
(Décoction blanche ; julep avec laudanum, 6 gouttes ; diascordium, 4 grammes en 2 doses ; 1ƒ4 lavement avec amidon et laudanum, 4 gouttes). — 6. La diarrhée est bien diminuée, trois
selles seulement ; somnolence ; pouls toujours fréquent. (2
bouillons, 2 potages). — 7. Deux ou trois selles seulement dans
la journée ; pouls à 84 ; peau bonne. (Julep avec laudanum,
6 gouttes ; diascordium). — 8. Encore quelques selles liquides.
— 9. Pouls et peau à l'état normal ; deux selles liquides ;
bon appétit, bonne digestion ; les crachats sont un peu gri-
sâtres et arrondis, comme moulés, sans viscosité. On examine
de nouveau la poitrine qu'on trouve sonore dans tous les points ;
mais, en avant, la respiration s'entend fort peu, et on y
trouve tous les râles du catarrhe pulmonaire chronique ; en arrière, mêmes râles, mais de plus, respiration rude, un peu
soufflante vers la partie moyenne des deux poumons, et un
peu de résonnance de la voix dans la fosse sus-épineuse droite ;
on prescrit un vésicatoire et le même traitement anti – diar-
rhéique. — 10. Une seule selle liquide ; on commence à
nourrir. — 12. Le mieux continue ; il y a des râles muqueux
dans la poitrine, de la toux avec des crachats muqueux, le
matin. — 13. Elle demande à sortir, complètement guérie de
sa maladie principale (fièvre puerpérale), mais conservant un
peu de catarrhe pulmonaire.

Cette observation, qui offre tous les symptômes
caractéristiques de la forme métro-péritonite de certains auteurs, présente plusieurs choses à considérer.
D'abord, il est remarquable que la maladie, ayant dé-

buté, comme dans les observations suivantes, la température de l'air étant très-élevée (de 26 à 28°), ait offert
les mêmes symptômes bilieux. Ensuite, il est très-
curieux de voir, sous l'influence de l'ipécacuana,
non-seulement ces symptômes céder, mais la douleur du ventre diminuer beaucoup, quand on aurait
pu craindre de la voir augmenter par les efforts de
vomissements. On voit aussi qu'après l'emploi de ce
moyen, auquel on est revenu une seconde fois, la
peau s'est couverte de moiteur, et que l'état général
s'est beaucoup amendé. Il est resté cependant une
diarrhée qui a été un peu opiniâtre, mais qui a cédé
enfin à l'emploi des opiacés.

Maintenant, comment considérer les symptômes
qui se sont montrés du côté de la poitrine? Faut-il
les considérer, à cause de leur opiniâtreté et de quelques crachats sanglants, comme liés à des tubercules
pulmonaires? je ne le crois pas; parce que la percussion et les signes stéthoscopiques n'ont pas indiqué la présence de ces productions accidentelles.
Doit-on alors regarder ces symptômes comme traduisant un catarrhe pulmonaire simple? certains signes
de l'auscultation empêchent de le croire. Voici sans
doute ce qui est arrivé : cette femme a eu une bron-
chite qui s'est prolongée pendant sa grossesse et pendant les jours qui ont suivi l'accouchement; mais,

quand la fièvre puerpérale est survenue, sous l'influence de cette maladie les poumons se sont engoués
à leur partie postérieure, et d'autant plus facilement
qu'ils étaient déjà affectés chroniquement dans leurs
bronches. Cette altération, qui explique, je crois, les
symptômes observés du côté de la poitrine, a été assez
long-temps à se dissiper, comme on en comprend la
raison, et a laissé subsister après elle le catarrhe
qu'elle était venue compliquer momentanément.

DEUXIÈME OBSERVATION.

**Fièvre puerpérale avec symptômes bilieux,
symptômes du côté de la vessie et du péritoine
hypogastrique. Abcès du ligament large et de
la fosse iliaque.**

Une femme, âgée de 21 ans, couturière, d'une bonne santé, et ayant eu une belle grossesse, accoucha de son deuxième enfant, le 8 juin 1840, à l'Hôtel-Dieu. Dès le lendemain 9, elle éprouva des frissons, de la fièvre, des coliques
intenses ; le teint devint pâle, opaque, la physionomie s'altéra,
et, le 10, impossibilité d'uriner ; la vessie est douloureuse
au toucher ; mais le corps ni le col de l'utérus ne sont sensibles au toucher, soit vaginal, soit rectal ; continuation des
douleurs à l'hypogastre, sans ballonnement et de la fièvre ;
quelques vomissements ; (25 sangsues sur le ventre, cataplasme,
cathétérisme douloureux, bandage de corps bien maintenu).

— 11. Il y a du mieux; la malade urine seule. Moins de douleurs; pouls à 106; peau un peu chaude, moite; bouche amère; envies de vomir; inappétence; selles naturelles; lochies peu abondantes. (Même traitement. Injections vaginales). — 12. Pouls toujours fréquent; peau chaude, mais moite; nausées; vomissements; ventre sensible à l'hypogastre, mais sans ballonnement; émission des urines naturelle; suppression des lochies. — 13. Même état; difficulté d'uriner. — 14. Pouls fréquent; peau chaude. Le cathétérisme est nécessaire. La bouche restant mauvaise avec nausées, etc, on prescrit : (Ipécacuana, 12 décigrammes; frictions mercurielles sur le ventre; cataplasmes). Après le vomitif, il y a eu un mieux marqué, moins de malaise général; très-peu de douleur de ventre. Emission des urines volontaire; mais les lochies ne coulent pas. — 15. Facies bon. Beaucoup d'amélioration dans l'état général, et dans celui du ventre. Peau fraîche, quoique le pouls soit encore à 100. Plus d'envies de vomir. Bouche meilleure; (frictions mercurielles, cataplasme, bouillons). — 16. Même état, mais toujours fréquence du pouls. — 17. Pouls à 104; peau bonne; un peu d'appétit; éruption miliaire sur le ventre et le haut des cuisses; (bain, fomentations de guimauve). — 18. Pouls fréquent; peau assez chaude; bon état, du reste; l'éruption s'est étendue sur le tronc et les membres par plaques; elle n'est pas douloureuse. — 19. Même état du pouls; l'éruption pâlit; (bouillons, potages). — 20.22. Elle continue à aller mieux; le pouls est moins fréquent, 82; l'éruption disparaît. — 25. A dater de cette époque, l'état général étant très-bon, la face naturelle, on peut considérer la fièvre puerpérale comme guérie; mais depuis, il se développa dans le bassin une tumeur douloureuse, très-sensible, que le palper hypogastrique et le toucher rectal et vaginal permirent de placer à la fois dans le ligament large et dans la fosse iliaque; car on la sentait dans le côté droit du bas-ventre, immédiatement au-dessus du ligament de Fallope, et sa base pouvait être reconnue à travers les parois du vagin, sur le côté droit du col de l'utérus, qui était parfaitement sain. Il faut noter qu'il ne s'est présenté dans le membre inférieur droit aucun symptôme pouvant être rapporté à la compression du psoas-iliaque, ou des vaisseaux et des nerfs qui se rendent à la cuisse.

Cette tumeur, malgré les applications réitérées de ventouses scarifiées, les bains, les frictions mercurielles et les cataplasmes, s'est terminée par la supuration. Et, chose étonnante, le pus, au lieu de se diriger vers le vagin, comme on pouvait s'y attendre, s'est porté vers l'aine, où, après avoir reconnu sa présence, on lui créa une sortie, le 16 juillet, au moyen d'une incision pratiquée sur une escarre faite avec le caustique de Vienne. Le liquide qui s'est écoulé était purulent, comme celui du phlegmon. Sa quantité diminua peu à peu, et aujourd'hui la malade ne conserve plus qu'une fistule qui fournit quelques gouttelettes de pus séreux. La tumeur est réduite à une sorte de noyau formé par ses parois revenues sur elles-mêmes. Il n'y a plus la moindre douleur. Tout enfin fait espérer un prompt rétablissement.

Si je donne ici peu de détails sur cet accident consécutif, c'est que j'ai l'intention de le réunir à d'autres affections analogues, avec lesquelles il sera mieux placé que dans ce petit travail.

Cette observation, un peu raccourcie, présente néanmoins quelqu'intérêt. Elle montre que dans certains cas de fièvre puerpérale l'utérus peut rester parfaitement sain, et la vessie offrir tous les symptômes locaux avec un peu de péritonite hypogastrique. On y trouve encore tous les symptômes bilieux qui existaient dans le cas précédent. On voit que l'ipécacuana a eu une action très-favorable, non-seulement sur ces symptômes, mais encore sur l'état général, et même sur l'état local, celui de l'hypogastre. Seulement, il est survenu un abcès dans le bassin pendant la convalescence; et, pour expliquer sa formation, dira-t-on que cette collection purulente tient à ce qu'une petite quantité de pus, formée pendant la fièvre puerpérale, dans le tissu cellulaire sous-séreux, s'est accrue peu à peu, la tendance à la formation du pus ne pouvant être niée dans cette maladie? Ou bien, dira-t-on qu'à la suite de l'affection de la vessie et du péritoine hypogastrique il est resté une phlegmasie dans le tissu cellulaire sous-péritonéal, phlegmasie qui s'est terminée par la supuration? Je ne résoudrai point tout à fait cette question, quoique je penche plus pour la dernière explication.

TROISIÈME OBSERVATION.

Fièvre puerpérale avec symptômes bilieux; symptômes du côté de l'utérus et de la vessie; délire nerveux.

Une femme, âgée de 22 ans, casquettière, accoucha à l'Hôtel-Dieu, le 5 juin 1840, de son premier enfant, après un travail assez long, et vingt-quatre heures de douleurs. Elle a eu beaucoup de chagrins pendant sa grossesse; mais elle est d'une bonne constitution et d'une belle santé habituelle. Après l'accouche-

ment, quelques douleurs dans le ventre ; les lochies coulent bien.
La fièvre de lait se montre le surlendemain 7 juin, sans accident ;
mais le 10, dans la matinée, après avoir mangé un potage, elle
est prise d'un léger frisson, de douleurs vives dans les côtés de
l'hypogastre, dans la région de la vessie et des reins ; nausées,
vomissements ; face pâle, terne, grippée ; céphalalgie ; pouls
fréquent, concentré, sans force ; peau chaude, sans sécheresse ;
ventre non ballonné. Le toucher fait reconnaître de la sensibilité au col et au corps de l'utérus, ainsi qu'à la vessie ; les lochies
se suspendent ; impossibilité de rendre les urines. (Cathétérisme, sangsues sur l'hypogastre ; cataplasme ; tilleul oranger ;
diète.) — 11. Douleurs bien moins violentes ; mais on est toujours obligé de sonder, l'émission de l'urine étant impossible.
Les lochies ont reparu faiblement ; pouls à 104, moins concentré ; peau chaude, mais moite ; pas d'envies de vomir ni
de céphalalgie ; mais bouche mauvaise, inappétence. Pas de
selles depuis deux jours. (Lavement ; cataplasme ; bain tiède ;
injections émollientes). — 13. Même état, vomissements, pouls
petit, concentré. — 14. Rien de particulier. (Bain prolongé,
lavement laudanisé, etc.) Dans la journée, mieux marqué et
grand soulagement après des vomissements bilieux ; peau moite,
peu chaude ; pouls à 102 ; céphalalgie. — 15. Encore des
vomissements bilieux ; bouche amère ; langue blanche ; malaise
général. Etat fébrile continu ; pas de ballonnement du ventre ;
les lochies ne coulent pas. (Ipécacuana 1,2). Le soir, il y a
du mieux. — 16. Il y a eu du délire toute la nuit ; du reste,
même état du ventre fort peu sensible ; M. Récamier recom-
mande de donner le soir quatre gouttes de laudanum, et si
le délire persiste, de mettre un vésicatoire à la nuque. — 17.
La nuit a été très-calme, sans le moindre délire ; bon sommeil ; plus de céphalalgie ; pouls à 92. Les lochies coulent
un peu ; on suspend les injections. — 18. Douleur dans le
côté droit de l'hypogastre ; même état, du reste. — 19. Pouls

plus fréquent ; un peu de délire pendant la nuit ; affaissement ; dans la fosse iliaque droite , rénitence , empâtement
dans la hauteur de sept centimètres sur quatre de largeur, sans
mobilité ; pas de dévoiement ; douleurs vives dans la région
malade, augmentées par le palper. (20 sangsues, cataplasme,
bain prolongé, eau de Seltz). — 20. Moins de fièvre ; peau fraîche ;
indolence de la région iliaque droite dans laquelle on sent encore la rénitence. Les règles ont paru. — 22. Symptômes
bilieux ; régurgitation des liquides. (Un nouvel ipécacuana).
— 23. Amélioration sensible. — 24. Les règles qui n'avaient
coulé qu'un jour reparaissent. — 25 On est obligé de revenir
à une troisième administration d'ipécacuana, qui est encore
suivie de mieux. — 26. Il y a du délire ; quatre gouttes de
laudanum pour le soir ; le délire s'est montré plusieurs nuits
de suite, le laudanum, dont on avait porté la dose à huit gouttes
n'étant pris qu'incomplètement. — 29. La nuit a été par-
faite ; la malade a bu exactement la dose entière du narco-
tique ; faciès très-bon ; plus de douleur de ventre, de rénitence dans la région iliaque droite ; plus de fréquence du pouls ;
(2 potages). — 30. Le mieux continue ; on donne une portion d'aliments. — 1ᵉʳ juillet. Deux portions ; très-bon état ;
la santé se rétablit de plus en plus ; les forces reviennent ;
on augmente la quantité d'aliments ; on donne quelques
bains ; et la malade sort, parfaitement guérie, le 15 juillet
1840.

Il faut remarquer, dans cette Observation, plusieurs
analogies avec la précédente. Début à la même époque, symptômes bilieux, douleurs de la vessie, ré-
tention d'urine, comme chez la malade dont l'observation est citée immédiatement avant. Mais, outre
les symptômes de la vessie, il s'en est montré du côté

de l'utérus, et, de plus, on a observé un empâtement douloureux dans la fosse iliaque droite, sorte d'engorgement qui a cédé promptement à une application de sangsues et à un bain prolongé.

Il est bon de noter aussi, dans ce cas, l'amélioration notable qui a toujours suivi l'administration de l'ipécacuana, et l'effet si remarquable du laudanum sur le délire nerveux, dont les récidives cependant n'ont pas cédé aussi promptement, parce que la malade, d'après son aveu postérieur, ne prenait pas exactement et complètement la dose de ce calmant. A propos de l'ipécacuana, je ferai observer qu'on a été conduit à donner ce médicament, non-seulement par l'existence des symptômes bilieux, mais parce que plusieurs vomissements spontanés avaient soulagé sensiblement la malade, et qu'il était tout simple de suivre l'exemple de la nature médicatrice.

. En résumé, on voit que cette maladie, qui, pour beaucoup de médecins, ne serait qu'une métrite, avec extension de l'inflammation à la vessie, ne s'est pas présentée d'une manière très-grave, et qu'elle a guéri assez promptement, sans laisser de lésions nulle part.

QUATRIÈME OBSERVATION.

Fièvre puerpérale ; forme métro - péritonite, avec symptômes bilieux et délire nerveux.

Une jeune couturière, de 19 ans, accoucha, le 4 mai dernier, de son premier enfant, après un travail assez laborieux. Pendant les suites de couches, elle eut un peu de fièvre, de coliques, et elle fit quelques excès d'alimentation. Elle sortit, à sa demande instante, le dix-septième jour après l'accouchement, avec de la faiblesse, un malaise général, un peu de fièvre, de l'inappétence et de la pâleur.

Le 9 juin, elle fut prise de nausées, d'amertume de la bouche, d'anorexie et de faiblesse générale, après des courses assez longues et trop fatiguantes pour sa position. — 10. Il survint, dès le matin, des frissons, de la fièvre, des vomissements, des douleurs dans le bas-ventre et du dévoiement.— 11. Dans la soirée, on l'apporte à l'Hôtel-Dieu. — 12. A la visite, faciès pâle, décomposé ; yeux cernés de noir ; langue couverte d'un enduit blanchâtre ; bouche amère ; envies de vomir ; ventre ballonné, très-sensible à la région hypogastrique ; le col et le corps de l'utérus sont un peu développés, sensibles au toucher vaginal ; diarrhée ; pouls à 108, concentré, un peu dur ; peau chaude, mais moite. (Saignée de 300 grammes ; *pas de couenne ;* cataplasme sur le ventre). Le soir, 30 sangsues sur l'hypogastre ; elles prennent toutes ; les règles paraissent. — 13. Pouls faible, à 104 ; douleur, la même, malgré les sangsues ; syncope dans la position assise ; même état des voies digestives. (Ipécacuana, 1, 2, qui provoque des vomissements bilieux). Le soir, affaissement ; peau fraiche ; extrémités un peu froides ; pouls petit, faible, concentré, à 100 ; les règles coulent. — 14. La peau est bonne, le faeies plus naturel; langue moins blanche; bouche meilleure; il n'y a plus d'envies de vomir; ventre assez plat, moins sensible; le dévoiement est diminué; pouls à 104, sans force; la malade dit se trouver mieux. (Frictions mercurielles sur le ventre; cataplasme; eau panée; lavement amylacé). — 15. Le mieux continue; pouls à 100; peau fraîche; les règles continuent de couler. — 16. Il y a eu un peu de délire et d'agitation pendant la nuit; pouls à 112, d'une force ordinaire; douleur modérée du ventre qui est plat. (4 gouttes de laudanum pour le soir; frictions mercurielles; cataplasme; lavement). — 17. La nuit a été fort bonne; la malade a dormi paisiblement, sans le moindre délire; elle se trouve bien; la physionomie est meilleure; très-peu de douleurs dans le ventre; pouls à 92. (Lavement; cataplasme émollient sur l'hypogastre; sinapisé, pour le soir, aux jambes). Dans la soirée, malaise; pouls à 100; gêne à la gorge; quelques éructations gazeuses. — 18. Continuation du malaise; dévoiement augmenté; peu de douleurs abdominales; pouls idem. —19. Pouls à 100, sans chaleur de la peau; mais bouche amère, inappétence; coliques; diarrhée jaunâtre; céphalalgie frontale. (Ipécacuana, 1,2; riz gommé; cataplasme; 1/4 lavement amylacé laudanisé). Le soir, mieux marqué; il y a eu assez de vomissements et plusieurs selles jaunes. — 20. Facies bon; bien-être général; les coliques et le dévoiement continuent néanmoins. (Même traitement). — 21. Le mieux continue. — 22. Pas de dévoiement ni de coliques. (Bouillons, potages). La malade demande avec instance des aliments solides. — 23. Pouls à 84; peau bonne; vomissements bilieux; cependant, langue assez belle; bouche un peu amère; cinq selles liquides; très-peu de douleurs dans le ventre; flueurs blanches; souffle dans les carotides. (2 potages). — 24. Pouls à 92; peau chaude, mais moite; langue blanche; bouche amère; envies de vomir; diarrhée; coliques; ventre souple, sans météorisme, peu douloureux ; céphalalgie frontale. (Décoction blanche ; cataplasme ; bain ; 2 potages.). — 25. Même état. — 26. Pouls normal ; le mieux continue ; seulement il y a des envies fréquentes d'aller à la selle pour rendre quelques mucosités seulement. — 27. Continuation du mieux ; encore quelques douleurs dans le ventre par intervalle : et quand la malade fléchit les cuisses sur le bassin ; pouls normal ; langue bonne ; toujours du ténesme avec des selles muqueuses très-peu abondantes. — 29. Bon état. (1 portion d'aliments). — 1er juillet. Plus de ténesme ; aucun symptôme, si ce n'est de la faiblesse. (2 portions). On augmente les aliments de jour en jour. — 5. La malade sort parfaitement rétablie, le souffle des carotides ayant disparu.

Cette maladie, qui ressemble bien à la métro-péritonite puerpérale des auteurs, a offert, comme les précédentes, des symptômes bilieux. Aussi, les émissions sanguines, employées au début pour parer aux accidents graves de l'abdomen, la concentration du pouls, avec un peu de dureté, faisant croire à l'oppression des forces, aussi ces émissions, dis-je, n'ont-elles eu d'autre résultat que celui d'affaiblir la malade ; tandis que l'ipécacuana a produit immédiatement une grande amélioration sur tous les symptômes, tant généraux que locaux, en y comprenant la douleur vive de l'hypogastre, que l'application de sangsues n'avait pas seulement diminuée.

La diarrhée et les symptômes bilieux qui récidivèrent furent occasionnés par un écart de régime que la malade avoua plus tard.

Enfin, on voit que, dans ce cas, il n'y eut pas de symptômes du côté de la vessie, comme dans l'Observation précédente, mais qu'il y eut, le même soir que dans celle-ci, un délire nerveux qui céda à l'administration du laudanum, pour ne plus reparaître.

CINQUIÈME OBSERVATION.

—

Fièvre puerpérale avec symptômes bilieux et affection arthritique.

La nommée X.... domestique, âgée de 30 ans, d'une bonne santé habituelle, entre à l'hôtel-Dieu, le 16 juin 1840, et accouche immédiatement de son deuxième enfant, après un travail heureux, qui n'offrit rien de particulier. Mais quelques jours avant son entrée elle était mal à son aise ; elle avait de l'inappétence, la bouche amère, de la céphalalgie frontale. — 17. Bon état. — 18. Un peu de fréquence du pouls ; ventre sensible, non tendu ; bouche amère ; inappétence ; langue blanche ; constipation ; les lochies coulent assez bien. (Lavement, cataplasme, tilleul, bouillon). — 19. Peau chaude, mais moite ; coliques légères. — 20. Pouls à 104 ; peau chaude ; langue blanche ; bouche amère ; ventre un peu sensible ; les lochies ne coulent pas ; constipation. (Ipécacuana 1, 2, catapl. laud. 1/2 lavement). — 21. Même état ; il y a eu plusieurs vomissements ; il y a de la douleur dans le genou droit ; (un 2e ipécacuana). — 22. Pouls à 102 ; peau moite ; langue nette, humide ; ventre météorisé, très-peu sensible ; soif vive ; la douleur du genou a bien augmenté ; il est gonflé et le siége d'un épanchement ; la peau est chaude, luisante, un peu rouge. (20 sangsues sur le genou ; cataplasme, etc.) — 23. Face d'un pâle terreux, un peu grippée ; yeux cernés de noir ; pouls à 96, sans force ; peau moins chaude, moite ; affaissement général ; langue nette mais sèche ; ventre météorisé, un peu sensible, surtout dans la fosse iliaque gauche, qui est sans dureté, sans résistance ; inappétence ; soif vive ; pas de diarrhée ; le genou est dans le même état. (20 sangsues sur l'articulation malade, cataplasme, chiendent nitré 4 grammes, lavement). — 24. Le genou ne va pas mieux. (20 sangsues). L'enfant est mort du muguet. — 25. La face est encore un peu jaunâtre, terreuse, mais moins abattue, moins grippée ; la langue est nettoyée, mais un peu rouge, avec tendance à se sécher ; soif ; bouche un peu amère ; ventre à peine sensible, à une forte pression, mais très-météorisé, ce qui gêne la respiration ; deux ou trois selles liquides ; les lochies coulent ; pas de douleurs et peu d'engorgement des seins ; pouls à 106, faible ; peau fraîche et moite ; genou toujours aussi volumineux, avec son épanchement. (Chiendent nitré, cataplasme, frictions mercurielles, 2 soupes). — 26. Même état. — 27. La diarrhée continue ; le genou est moins volumineux, moins douloureux ; mais la cuisse est légèrement gonflée, sensible au toucher, pas plus sur le trajet de la veine crurale que partout ailleurs ; on ne trouve pas de cordon noueux sur ce trajet. (Décoction blanche, cataplasme laudanisé ; frictions mercurielles, bain, 2 bouillons). — 28. Le genou continue à aller mieux ; ses formes se dessinent ; l'épanchement diminue ; même état, du reste ; soif ; un peu de diarrhée, de météorisme ; pouls à 92 ; même traitement. (1/2 lavement amylacé). — 29. Même état. (Sous-carbonate de soude, 2 grammes dans chaque pot de tisane ; frictions mercurielles étendues du genou à la cuisse. — 30. Langue rouge, nette, tendant à la sécheresse ; pas de selles ; pouls à 108 ; ventre météorisé, sans douleur ; face un peu terreuse ; moins abattue. (Bain. Même prescription). — 4ᵉʳ juillet. Langue humide ; la diarrhée revient ; pouls à 92 ; pas de changement pour le ventre, le genou et la cuisse ; faciès meilleur. (Bain. Même prescription). — 2. Même état, le genou est moins sensible, moins gonflé, ainsi que la cuisse. (Frictions mercurielles, cataplasme). — 2. Pouls bon ; peau normale ; langue belle, humide ; le genou continue à mieux aller, ainsi que la cuisse ; quatre selles liquides. (Bouillons, potages). — 4. Même état ; moins de selles liquides. — 5. Les gencives sont douloureuses, tuméfiées rouges ; (on suspend les frictions mercurielles) ; deux selles liquides ; somnolence. — 6. Même état. (Cataplasme, bain). — 8. Le mieux va en augmentant. On continue les bains et les cataplasmes. — 9. Le genou est bien moins douloureux, moins tendu, moins volumineux. — 13. La jambe et le pied correspondant sont tuméfiés, infiltrés, reçoivent et conservent l'impression du doigt, sans douleur, chaleur ni coloration rouge ; le genou est moins volumineux, mais il conserve de l'empâtement, et surtout une grande sensibilité au-dessous de la rotule, dans la région du ligament rotulien ; du reste, la cuisse n'offre rien de particulier, même sur le trajet de la veine crurale ; pas de douleur ni de tumeur dans le ventre ; l'état général continue à être bon. (Cataplasme). — 14. Même état de la jambe et du genou qui est très-douloureux au toucher, au-dessous de la rotule ; physionomie naturelle ; teint rosé ; état général bon, si ce n'est un peu de céphalalgie. (Cataplasmes). — 15. La jambe est aussi gonflée ; mais le genou est moins douloureux ; cependant il est presque aussi volumineux. (Cataplasme sur le genou, 1 portion d'aliments). — 17. Même état de l'articulation malade ; toutes les fonctions se font bien. Pour essayer l'effet d'un purgatif salin, on prescrit un bouteille d'eau de Sedlitz ; on communique quelques mouvements à l'articulation du genou pour empêcher l'ankilose. — 18. Il y a eu plusieurs selles liquides ; pas de changement dans le genou ; la jambe est toujours fortement œdématiée. (2 portions d'aliments). Le même état continue jusqu'au vingt-quatre. — 24. A cette époque, la jambe commence à diminuer de volume, de tension. — 26. Il y a à peine un peu de gonflement de la jambe ; le genou est légèrement diminué et moins douloureux dans sa partie sous-rotulienne qui est la plus malade ; cependant la peau de la région est un peu rouge, mais nullement chaude et on ne sent pas la moindre fluctuation ; l'état général continue à être très-bon ; les forces reviennent. Toutes les fonctions se font normalement. — 29. Le genou conservant quelques douleurs internes et un peu de gonflement, surtout dans la région sous-rotulienne, on applique un vésicatoire immédiatement au-dessous de la rotule ; ce vésicatoire ayant soulagé, on en applique un nouveau, au-dessous, le 4 août, et, aujourd'hui 6 août, la malade, dans un très-bon état général, conserve à peine quelques légères douleurs dans le genou.

Aux accidents qu'a éprouvés cette femme à la suite de ses couches, il n'est pas difficile de reconnaître qu'elle a été atteinte d'une fièvre puerpérale, avec des symptômes bilieux pour lesquels on a été obligé de revenir plusieurs fois à l'ipécacuana. Mais avec cette fièvre, il est survenu une affection du genou, comme on en voit quelquefois survenir dans les articulations à la suite de l'accouchement, affection qu'on peut bien regarder comme une arthrite, en lui accordant toutefois une cause et une nature particulières, puerpérales. Les applications réitérées de sangsues, les frictions mercurielles, les cataplasmes, les

bains, ont eu de très-faibles avantages, et, si on vou-
lait parler du succès apparent des vésicatoires, on
pourrait aussi l'attribuer au temps.

Il est encore survenu, dans le cours de cette maladie, un œdème de la cuisse, puis de la jambe du
même côté que le genou malade, œdème indépen-
dant de phlébite et de compression exercée sur les
veines. Cet œdème particulier, assez fréquent chez
les femmes en couches, et qui n'est pas tout à fait
ce que l'on appelle *phlegmasia alba dolens*, a pu se
lier ici à l'affection arthritique du genou.

SIXIÈME OBSERVATION.

Fièvre puerpérale; forme péritonite.

Une femme, âgée de 26 ans, couturière, entra, le 25 mai
1840, à l'Hôtel-Dieu, enceinte de son deuxième enfant, à son
septième mois de grossesse. Le premier enfant est venu à
terme. Le 22 mai, chute sur le ventre, sans grande douleur
au moment de l'accident; mais, le lendemain, elle en a res-
senti en se levant, et elle a perdu beaucoup de sang par la vulve.
Depuis ce temps elle se tourmenta beaucoup, et cependant elle
continua de travailler malgré ses douleurs et ses pertes avec
caillots et coliques sourdes, symptômes qui durent depuis quatre jours et qui ne se montrent que quand la malade est
levée, tandis que, quand elle est couchée, elle a des flueurs
blanches.

A son entrée, les douleurs sont très-fortes par moments, mais il n'y en a pas dans la région des reins; le col de l'utérus est mou, dilaté comme une pièce de 1 fr.; les mouvements du fœtus sont sentis; on entend les battements de son cœur; le ventre est descendu; les urines ne peuvent être retenues; leur émission se fait souvent. (Ratanhia; décubitus dorsal; froid). — 27. Toujours des douleurs de ventre; moins de pertes. — 2 juin. Meilleur état; moins de coliques et de pertes rouges; cependant céphalalgie et malaise général. — 10. Grandes douleurs expulsives dans la nuit, et accouchement d'un enfant qui a vécu une demi-heure; le travail fut long et pénible, mais se termina seul, ainsi que la délivrance. — 11. Rien d'extraordinaire. — 12. Dans la nuit dernière, frisson intense, suivi de fièvre, de douleurs vives dans le ventre et les reins; le ventre est ballonné, très-sensible; les lochies ne coulent pas; les seins sont flasques; le pouls fréquent, assez résistant. On note que la température de l'air atmosphérique est à plus de 27°. (Saignée *sang couenneux*; calomel, 5 décigrammes; cataplasmes; tilleul sucré). — 13. Face pâle, décomposée; yeux cernés; grande soif; bouche sèche; langue tendant à la sécheresse; envies fréquentes de vomir; ventre très-sensible, météorisé; quelques selles liquides; respiration haute, fréquente; pouls à 112, petit, concentré; grande faiblesse. (Mauve; calomel, 0,5; 50 sangsues sur l'hypogastre; frictions mercurielles; cataplasmes). Le soir, l'état est plutôt empiré; respiration plus gênée; anxiété, agitation. — 14. La maladie s'aggrave; pressentiment de la mort; sorte de délire loquace; grande altération de la face; sueurs froides; refroidissement des extrémités. — Morte le soir.

A l'**Autopsie** faite le 16, à dix heures du matin, on trouve : dans le *péritoine*, un demi-litre de sérosité épaisse, trouble et rougeâtre, avec quelques petits flocons suspendus; pas de pus dans le petit bassin ni sous le péritoine. Rien aux annexes de l'*utérus ;* cet organe a le volume du poing et n'offre aucune lésion, si ce n'est un léger détritus rougeâtre sur la muqueuse, près du col. Rien dans le tube digestif ni dans les reins ; *rate* un peu ramollie, ainsi que les *poumons* ; *cœur* flasque, ramolli légèrement dans sa portion gauche, avec un petit caillot dans les cavités correspondantes ; dans celles du côté droit, il y a du sang qui est presque liquide.

Cette maladie, qui a offert plusieurs symptômes de péritonite, a débuté par un frisson intense, et, peu de temps après l'accouchement, réunion de deux circonstances très-fâcheuses. Aussi, s'est-elle terminée par la mort en moins de trois jours. Les symptômes bilieux n'étant pas dessinés, on n'administra pas l'i-pécacuana, et, le pouls présentant assez de résistance, on employa quelques émissions sanguines tant van-tées par les médecins physiologistes. Mais, malgré tout, cette maladie, si grave dès l'invasion, a fait des progrès très-rapides vers une terminaison fatale. A l'autopsie, dans le péritoine on n'a trouvé qu'un li-quide rougeâtre, trouble, avec quelques petits flocons, lésion anatomique qui peut, à la rigueur, caractériser une péritonite au début. Mais je demanderai alors pourquoi, avec cette altération si peu marquée, si peu avancée, les symptômes ont été si intenses, la ma-ladie si promptement terminée par la mort, et pour-quoi on a rencontré plusieurs organes parenchyma-teux et le cœur déjà bien ramollis.

SEPTIÈME OBSERVATION.

—

Fièvre puerpérale; forme pyogénique (pus infiltré dans l'épaisseur des membres et dans le tissu cellulaire sous-péritonéal).

Une femme âgée de 28 ans, polisseuse, d'une bonne santé, accoucha de son septième enfant le 25 juillet 1840. Sa grossesse fut assez heureuse; seulement elle souffrit du bas-ventre, surtout en marchant, pendant les dernières semaines. Elle entra en travail à dix heures du matin, et l'accouchement, qui se fit très-normalement, fut terminé à 10 heures du soir. Elle dit qu'aussitôt après elle fut prise d'un frisson intense qui dura long-temps et qui reparut plusieurs fois dans les jours suivants. Il fut suivi de fièvre avec chaleur de la peau, grand malaise général et faiblesse croissante; le bas-ventre, depuis l'invasion du frisson, fut le siége d'assez vives douleurs; les lochies ne coulèrent pas et les seins restèrent flasques; il est bon de noter que la malade assure n'avoir eu ni envies de vomir, ni vomissements, ni hoquet, ni diarrhée.

Les accidents allèrent en augmentant; dans la nuit du 15 au 16 il y eut du délire, et l'on se décida alors à la faire entrer à l'Hôtel-Dieu le 16 juillet dans la soirée. La nuit suivante fut très-agitée, avec paroles incohérentes, et, le 17, à la visite, le cinquième jour après les couches, elle est dans l'état suivant :

Prostration considérable; décubitus dorsal; grande faiblesse générale; altération de la face; yeux cernés de noir, un peu excavés; teint d'un pâle terreux; réponses lentes, mais justes; embarras de la parole; voix basse; on obtient cependant les renseignements nécessaires; pas de céphalalgie; la langue est large, assez humide, couverte d'un léger enduit blanchâtre;

bouche amère, sans envies de vomir; pas de hoquet; mais soif vive; les lèvres sont un peu salés; sensibilité peu prononcée à l'épigastre; le ventre est météorisé; il donne un son très-clair, mais il n'est pas douloureux à la pression, si ce n'est à la région sous-ombilicale, occupée par une tumeur volumineuse, et qui est évidemment formée par l'utérus un peu penché à gauche, et très-sensible au palper, au point de faire crier la malade; constipation depuis l'accouchement; les lochies ne coulent pas et les urines sont rendues involontairement et sans douleur; les seins ne sont pas tendus, gonflés; ils sont plutôt flasques.

Au toucher vaginal, on constate d'abord le volume énorme de l'utérus et l'état du col de cet organe, qui est déchiré aux commissures et développé; ses lèvres sont épaisses, molles, comme fongueuses, et la dilatation de l'orifice externe permet de constater avec le doigt le même état de la face interne du col; le doigt qui a touché est couvert d'un liquide sanieux, d'une odeur fétide; il y a quelques douleurs dans les cuisses et dans les reins; le pouls est à 106, très-faible, petit, dépressible à l'extrême; la peau est un peu chaude, sans moiteur; respiration haute et fréquente, à 44, sans toux, crachats, ni douleurs thorachiques. (Tilleul sucré 2 pots; ipécacuana 12 décigrammes en 3 paquets à prendre chaque demi-heure; bandage de corps sur le ventre avec une grande épaisseur de compresses au niveau de l'utérus pour comprimer fortement cet organe; lavement émollient; injections dans le vagin et dans l'intérieur de l'utérus, répétées plusieurs fois par jour).— Le soir, la compression du ventre a fait diminuer de beaucoup le volume de l'utérus; son fond est descendu à trois travers de doigt au-dessous de l'ombilic. Même état du reste; cependant la peau est couverte de sueurs; la malade a fort peu vomi et les matières n'étaient pas bilieuses. — 18. Il y a eu du délire toute la nuit, et un frisson intense de deux heures;

l'utérus est bien diminué de volume ; mais l'abdomen est très-ballonné, sans tension ni douleur ; les lochies ne coulent toujours pas et le col de l'utérus, au toucher, offre le même état, la même sensation ; le liquide qui a servi à l'injection de l'intérieur de l'utérus a peu d'odeur ; il n'y a ni nausées, ni vomissements ; pas de hoquet ; la langue est un peu blanche, et il y a des selles involontaires, liquides, brunâtres, très-fétides ; incontinence d'urine ; la face est toujours altérée ; le pouls est très-petit, misérable, à 120 , et la malade continue à prononcer presqu'incessamment des paroles incohérentes ; elle se plaint de douleurs à l'avant-bras du côté gauche, et elle croit que cela tient à la piqûre de la saignée ; mais celle-ci n'offre rien de particulier. On trouve à la partie inférieure et postérieure de l'avant-bras une tumeur située au niveau de l'espace inter-osseux , occupant la moitié de la hauteur de cet espace ; elle est résistante et parait plus profonde que le tissu cellulaire sous-cutané ; elle semble être sous-aponévrotique et se trouve recouverte d'une peau tout à fait normale, sans empâtement ni adhérence ; elle est le siége des douleurs accusées. La malade se plaint aussi beaucoup des jambes, à leur partie postérieure , au niveau des muscles jumeaux, sans qu'on y rencontre rien de remarquable, si ce n'est une vive sensibilité au toucher. Les mouvements exaspèrent singulièrement les douleurs et font jeter des cris à la malade. (Ipécacuana, 12 décigrammes ; frictions mercurielles ; compression du ventre ; injections utérines et vaginales ; tilleul sucré). — 19. Il y a eu du délire, des cris et des plaintes pendant toute la nuit ; la physionomie est encore plus altérée que la veille, les yeux plus caves, le teint plus caractéristique ; grande faiblesse générale ; décubitus dorsal ; délire tranquille ; rêvasseries et réponses sans suite ; pouls très-petit, très-dépressible, à 128 ; peau couverte d'une sueur visqueuse ; lèvres un peu fuligineuses ; ventre très-météorisé, ballonné, mais sans grande tension et sans douleur. Le globe utérin est bien diminué de volume et ne dépasse plus le pubis que de deux travers de doigt ; quand on presse sur lui, on ne développe pas de sensibilité ; le toucher fait reconnaître le même état du col utérin dans lequel le doigt pénètre encore, et qui est toujours très-mou, sans chaleur ni douleur. Le liquide qui a servi à l'injection intra-utérine est roussâtre ; il a peu d'odeur fétide, mais il renferme une assez grande quantité de filaments, de détritus d'un gris-rougeâtre, qui ressemblent, pour la consistance, à de la raclure de tripes. Les lochies sont toujours suspendues complètement, et les seins flasques ; les urines continuent à couler involontairement ; il en est de même des selles liquides et très-fétides ; il n'y a pas de vomissements depuis l'effet du vomitif ; pas de hoquet ; mais les symptômes du côté des membres sont bien augmentés. La tumeur de l'avant-bras occupe aujourd'hui toute sa partie postérieure ; elle est très-douloureuse, aussi dure qu'hier, et sans changement à la peau qui la recouvre, si ce n'est de la tension. La même face de l'autre avant-bras commence à être aussi sensible ; on n'y découvre encore rien. La partie postérieure et supérieure de la jambe gauche, déjà douloureuse hier, l'est infiniment aujourd'hui, elle est fortement tuméfiée et la peau qui la recouvre est très-tendue, un peu luisante, sans changement de couleur. La jambe droite, à sa face postérieure et au même niveau que la gauche, est déjà le siége de vives douleurs, surtout quand on la touche ou qu'on la remue ; mais il n'y a pas encore de gonflement. Il en est de même de la partie antérieure des deux cuisses, qui ne sont nullement douloureuses en arrière. (Nouvelle administration de l'ipécacuana, 12 décigrammes ; frictions mercurielles sur le ventre ; compression de l'abdomen et surtout de l'utérus avec le bandage et les compresses ; injections utérines et vaginales ; diète). Le soir, perte complète de connaissance ; on ne sent plus le pouls ;

4

respiration extrêmement fréquente, haute; réfroidissement de
tout le corps, qui est couvert de sueurs froides et visqueuses;
yeux ternes; morte dans la soirée.

L'Autopsie est faite 36 heures après la mort, et on trouve :
la peau marbrée d'un rouge brun, et la face, très-volumineuse
d'un côté, est colorée en rouge livide et infiltrée de liquides
abondants. Le ventre est extrêmement volumineux, ballonné;
si on incise ses parois, on trouve les intestins fortement dis-
tendus par une grande quantité de gaz; mais le *péritoine* est
parfaitement sain ; il n'y a pas même le plus léger épanchement séreux ou purulent. L'*utérus* a le volume du poing et
il est un peu déformé et refoulé en bas par les intestins développés. Le péritoine qui le recouvre est tout à fait normal ;
mais, sous la séreuse en arrière, près des ligaments larges, de
chaque côté, on découvre plusieurs petits foyers renfermant
du pus qui est mieux formé, plus crémeux à droite qu'à
gauche où il est un peu séreux. Ce liquide paraît d'une
couleur blanchâtre, opaque, à travers le péritoine comme à
travers un vernis, et il en existe aussi une certaine quantité
infiltrée autour de ces petits abcès, dans le tissu cellulaire sous-
séreux voisin. Malgré les recherches les plus minutieuses, on
ne peut constater que le pus soit contenu dans des parois
lisses et polies qui appartiendraient à des veines ou à des
vaisseaux lymphatiques de l'utérus ou de ses annexes. Du
reste, ces vaisseaux sont examinés avec soin et on n'y trouve
aucune altération, et pas un atome de pus. Le museau de
tanche offre une déchirure profonde à ses deux commissures;
et les lèvres, volumineuses, molles, flasques, d'une couleur
noirâtre, sont couvertes d'une matière comme grumeleuse, de la
même couleur. La surface de ces lèvres ramollie s'enlève facilement avec le manche du scapel. L'utérus étant incisé, on ne trouve
pas de pus dans ses sinus, ni dans l'épaisseur de ses parois,
qui sont parfaitement saines ; seulement sur la face interne

de cet organe, on enlève, en raclant, une sorte de pellicule grisâtre, assez adhérente, qui est teinte en partie par une sorte de boue couleur lie de vin, brunâtre, d'une odeur un peu fétide. Cette matière est amassée dans plusieurs points en grumeaux résistants, et assez adhérents, qu'on pourrait prendre pour des débris de placenta, si on y trouvait une structure cellulo-vasculaire, ou seulement quelques fibres organisées. La vessie et le reste de l'appareil génito-urinaire n'offrent rien à noter. Les reins ne sont pas ramollis. Le tube digestif est sain. J'ai parlé des gaz qui le distendent. La muqueuse de l'estomac est soulevée par un emphysème, résultat, sans doute, d'un commencement de putréfaction, la température étant élevée, et la maladie prêtant à une décomposition prompte. Le foie et le pancréas sont normaux ; la *rate*, d'un volume ordinaire, est un peu ramollie. Dans la poitrine le *cœur* est flasque ; les *poumons* sont le siége d'un engouement à leur partie postérieure ; mais ils crépitent et surnagent parfaitement. La face interne de l'aorte et des grosses artères est colorée en rouge foncé, par imbibition, sans doute.

Il me reste à décrire l'altération la plus curieuse qui a été trouvée trois fois par M. Voillemier dans l'épidémie de fièvres puerpérales dont il a rapporté l'histoire ; je veux parler des abcès dans l'épaisseur des membres.

Dans l'avant-bras gauche, qui était le membre le plus malade et qui est bien moins gonflé que pendant la vie, on trouve en effet, après l'avoir incisé profondément dans le sens de sa longueur, une grande quantité de pus assez lié, grisâtre, placé non sous la peau, mais sous l'aponévrose dans les espaces inter-musculaires, au milieu du tissu cellulaire, et dans l'épaisseur des muscles mêmes, entre leurs fibres contractiles. Si au lieu de couper les muscles dans leur longueur, on les coupe en travers, on ne constate pas alors la présence du pus, et les muscles paraissent sains ; cependant ces organes ont déjà subi un commencement de ramollissement. L'articulation du coude correspondante, située si près du mal, est ouverte, et on n'y trouve aucune altération notable. L'avant-bras droit, incisé aussi profondément, présente la même altération que le gauche, mais à un degré moins avancé ; le pus, infiltré dans le tissu cellulaire inter-musculaire et inter-fibrillaire, est encore séreux, liquide et plus diffus.

La partie postérieure et supérieure de la jambe gauche, qui était si tendue et si douloureuse pendant la vie, offre dans l'épaisseur de ses muscles un peu ramollis une infiltration séreuse, légèrement purulente dans quelques points.

Rien d'anormal dans la partie correspondante de la jambe droite ; rien dans les cuisses, ni dans la partie antérieure des membres affectés.

Cette maladie se rapporte parfaitement, pour les symptômes et pour les lésions anatomiques, à la fièvre pyogénique de M. Voillemier ; aussi l'ai-je désignée sous le nom de *Forme pyogénique* de la fièvre puerpérale. Seulement, elle n'a pas régné épidémiquement, comme en 1838, à l'hôpital des Cliniques, mais elle s'est montrée tout à fait isolée.

Ses symptômes, qui ont été les mêmes que dans l'épidémie, sont du reste ceux que j'ai observés, plus ou moins intenses, dans les différentes formes de fièvre puerpérale.

Comme lésions anatomiques, on a trouvé du pus dans la partie postérieure des avant-bras et des jambes, non sous la peau, mais entre les muscles et

entre les fibres de ces organes. On a rencontré ce
liquide sous le péritoine de l'utérus, et, ce qui est
très-remarquable, pas de trace de péritonite, de phlébite, ni de lymphangite utérines, malgré les symptômes observés du côté du ventre. Les organes qui
sont ordinairement le siége des abcès métastatiques
n'ont pas présenté le moindre vestige de ces lésions,
circonstance qui étonne véritablement dans une affection purulente comme celle-ci.

On n'a rien trouvé d'anormal dans l'épaisseur des
parois de l'utérus; mais sur la face interne de cet
organe existait un détritus particulier, qu'on rencontre en plus ou moins grande quantité dans toutes
les autopsies de femmes mortes quelque temps après
l'accouchement, et qu'on ne peut regarder, pas plus
que la pellicule grisâtre dont j'ai parlé, comme des
traces d'inflammation utérine, mais bien plutôt comme
le résultat de la sécrétion lochiale, peut-être un peu
modifiée.

Quel est donc le praticien qui, en voyant ces altérations anatomiques si peu en rapport avec la nature et la gravité des symptômes observés, s'obstinera
à considérer la maladie qui nous occupe comme une
affection toute locale?

Le traitement qui a été employé dans cette forme
rare de la fièvre puerpérale n'a pas eu de succès ;

mais il faut remarquer que la maladie a débuté d'une manière très-grave, et que la femme était presque mourante quand elle est entrée à l'Hôpital. Toutefois, comme le médecin ne doit jamais désespérer, on a administré l'ipécacuana. Ce moyen avait été tout récemment très-efficace dans plusieurs fièvres puerpérales, et, dans ce cas particulier, il était indiqué par l'enduit blanchâtre de la langue, l'amertume de la bouche et l'état du tube digestif. On a fait des frictions mercurielles sur le ventre, et on l'a comprimé fortement d'avant en arrière, au niveau de l'hypogastre, pour forcer l'utérus à revenir sur lui-même, et à chasser les caillots décomposés, ainsi que toutes les substances plus ou moins infectantes qu'il pouvait contenir. On a fait des injections dans l'intérieur même de l'utérus pour entraîner tout ce putrilage délétère et lui enlever son odeur fétide; mais, malgré tous ces moyens employés à la fois, la malade à succombé promptement à cette cruelle affection.

HUITIÈME OBSERVATION.

Fièvre puerpérale; forme phlébite - utérine.

La femme Forget, âgée de 34 ans, blanchisseuse, d'une bonne santé, ayant eu plusieurs enfants et de bonnes couches, était enceinte, à terme, et ne sentait plus les mouvements du fœtus depuis plus de trois semaines, lorsqu'elle accoucha d'un enfant mort, dans un cours d'accouchements, le 26 mars, vers deux ou trois heures du matin; après avoir été délivrée, elle resta jusque vers six ou sept heures, dans l'amphitéâtre, exposée au froid, et elle entra à l'Hôtel-Dieu dans la matinée du même jour. Elle avait le ventre très-volumineux et se plaignait d'avoir eu très-froid pendant quatre ou cinq heures. (Infusion de tilleul chaude; un bandage de corps bien serré et un peu de bouillon).

Pendant plusieurs jours, c'est-à-dire du 27 au 31 mars, rien de particulier, si ce n'est un peu de fréquence du pouls et de la constipation; les lochies coulent bien, et les seins sont modérément gonflés; vers le quatrième ou cinquième jour, on donne quelques verres d'eau de Sedlitz, qui procurent des selles fréquentes, et le 1er avril, septième jour de l'accouchement, après un frisson intense prolongé, pouls fréquent, peau chaude, sèche; grand malaise; céphalalgie; altération de la face qui est d'un pâle mat; langue tendant à la sécheresse; sensibilité vive dans l'hypogastre; le ventre n'est pas plus tendu, il est seulement météorisé; les lochies sont diminuées sans être supprimées; les seins sont affaissés; la diarrhée est abondante. (25 sangsues sur l'hypogastre; cataplasme; frictions mercurielles sur la partie supérieure du ventre; bain). — 2. La douleur a disparu presque entièrement; le ventre est météorisé comme la veille; la langue est plus sèche; la soif plus grande; le pouls est très-fréquent, sans être dur; les lochies diminuent encore; la diarrhée continue. (Bain; frictions mercurielles sur le ventre). — 3. Le délire et de l'agitation viennent s'ajouter aux symptômes déjà observés; la face s'altère de plus en plus; la langue est sèche, fuligineuse, fendillée; les dents et les lèvres sont couvertes d'un enduit desséché, jaunâtre; prostration considérable; étourdissements quand la malade se tient sur son séant; on ajoute au traitement, (pilules camphrées; des fomentations camphrées, vinaigrées sur le ventre; des lavements tempérés et des vésicatoires aux mollets). Les jours suivants, les symptômes vont en empirant; le ventre n'est plus douloureux; il n'est pas tendu; mais les selles liquides et les urines sont excrétées involontairement. (Même traitement). — 8. Surviennent des soubresauts dans les tendons, des mouvements involontaires de la mâchoire inférieure; une grande altération de la face qui a l'aspect cadavérique. Pouls toujours fréquent; peau légèrement sudorale; la langue s'humecte un peu par la boisson; toujours du délire nocturne et de la loquacité pendant le jour; cependant la malade se rappelle encore ses prescriptions; elle dit ne souffrir nulle part; la sécrétion du lait est suspendue; les seins sont flasques; les lochies sont aussi tout à fait suspendues; les excrétions se font involontairement; il se forme deux escarres au sacrum. (Même traitement). — 9. L'état est aussi grave. (Même traitement). Dans la soirée, il y a perte de connaissance; quelques mots incohérents prononcés d'une voix faible; langue sèche comme du parchemin, encroûtée; liquide mucoso-purulent sur les conjonctives, la tête est portée convulsivement en arrière. La malade meurt dans la nuit, après une longue agonie.

A l'**Autopsie** faite trente heures après la mort : le *cerveau* n'offre aucune lésion, si ce n'est un peu de ramollissement général. Il n'en est pas de même du *foie*, de la *rate*, des *reins* et du *cœur*, qui s'écrasent avec la plus grande facilité sous la pulpe du doigt. Rien dans les poumons : dans aucun organe, malgré les recherches les plus minutieuses, on ne peut trouver de trace d'abcès métastatique; il n'y a pas de pus dans la partie postérieure des membres, ni dans les articulations; pas d'épanchement dans le péritoine; pas le moindre vestige d'inflammation de cette séreuse, même dans le bassin, autour de l'utérus ; celui-ci est triple du volume qu'il doit avoir après l'accouchement : il est, du reste, d'une forme normale, dans sa position ordinaire ; si on l'incise, on trouve ses parois épaisses de 2 à 3 centimètres, et on voit sortir abondamment des sinus qui y sont creusés, un pus épais, crémeux, homogène, dont on augmente l'écoulement en pressant sur la substance de l'utérus, même à distance de la solution de continuité. Du reste, un stylet permet de constater que ce liquide est renfermé dans des vaisseaux, et non dans de petites cavités circonscrites et distinctes. L'intérieur de l'utérus est rempli de pus grisâtre, dont une couche épaisse et adhérente aux parois simule une fausse membrane. Sous cette couche, qui s'enlève par le moindre frottement, il en existe une autre aussi mince, mais d'un rouge brun, touchant la substance même de l'organe, qui n'est elle-même nullement altérée pour la couleur et la consistance ; il n'y a pas de pus dans les veines iliaques primitives et iliaques internes : mais dans le ligament large gauche, on trouve une veine dilatée, adhérente à l'utérus et renfermant par intervalles et alternativement du pus et des caillots résistants ; pas de pus dans les vaisseaux lymphatiques de l'utérus explorées avec soin.

Le vagin et le museau de tanche sont d'un rouge brun assez foncé, sans arborisations : cette coloration uniforme occupe toute l'épaisseur de la muqueuse. L'orifice externe du col utérin est assez dilaté pour laisser pénétrer le petit doigt.

Cette forme de fièvre puerpérale, bien différente de la précédente sous le rapport des altérations trouvées à l'autopsie, a présenté les mêmes symptômes qu'elle, surtout dans les premiers jours de la maladie ; seulement, ce qui tient peut-être à ce que la terminaison fatale n'a pas été aussi prompte, les symptômes typhoïdes adynamiques se sont mieux dessinés dans les derniers moments; la langue s'est séchée complètement, elle s'est couverte de fuligino-sités jaunâtres, ainsi que les dents et les lèvres; les excrétions se sont faites involontairement, et il est survenu enfin, outre le délire, des sueurs froides, une prostration considérable, des soubresauts dans les tendons et des escarres au sacrum.

Mais, il faut le dire, aucun symptôme particulier n'a pu faire croire qu'on avait affaire plutôt à cette forme qu'à toute autre; ce qui, du reste, arrive dans beaucoup de cas de fièvre puerpérale. La douleur dans la région de l'utérus n'a duré qu'un jour et a cédé à l'application de 25 sangsues sur le ventre, pour ne plus reparaître, le météorisme persistant. De plus, les symptômes généraux qui annoncent le passage ou la présence du pus dans le torrent circulatoire, se sont confondus avec les accidents de la fièvre puerpérale, graves dès le début, et tout à fait les mêmes que ceux de l'infection purulente; ce qui fait que la phlébite n'a pu être diagnostiquée pendant la vie.

Le refroidissement de la malade pendant et après le travail, les fatigues inévitables dans un cours d'ac-couchement, et le transport à l'Hôtel-Dieu, après la délivrance , par une température très-basse , avant même que la malheureuse fut réchauffée ; toutes ces circonstances n'ont-elles pas joué un certain rôle dans la production de la maladie ? on peut le penser ; d'autant plus qu'à cette époque, dans la même salle , aucune des femmes nouvellement accouchées ne présentait d'accidents puerpéraux analogues. On a employé pour ce cas un traitement que je crois très-rationnel, mais qui n'a pu prolonger la vie que de quelques jours.

L'autopsie a offert des lésions bien caractéristiques de phlébite-utérine, mais aucun abcès métastatique dans les organes ; on n'a pas trouvé de pus infiltré dans l'épaisseur des membres ni sous le péritoine , et pas la moindre inflammation de cette séreuse , même sur l'utérus ; de sorte que cette forme si bien tranchée de fièvre puerpérale ne peut être confondue ni avec celles dont j'ai déjà rapporté les observations, ni avec celles qui me restent à citer.

NEUVIÈME OBSERVATION.

—

Fièvre puerpérale; ramollissement gangréneux de l'utérus; perforations de cet organe.

Une femme, nommée Dubled, âgée de 42 ans, ayant eu cinq enfants et de bonnes couches, jouissant d'une bonne santé, se nourrissant bien, et ayant eu une belle grossesse, accoucha, le 1er avril, à la Maternité. Le travail fut long et très-pénible, il dura 24 heures et se fit à sec, la poche des eaux s'étant rompue aux premières douleurs. L'enfant se présenta par le bras (au dire de la malade), et l'on fut obligé de tenter la version. Après des manœuvres très-douloureuses on n'amena qu'un enfant mort, sans doute pendant le travail, car la veille, la mère l'avait encore senti remuer.

Après s'être couchée, cette femme fut prise immédiatement d'accidents tellement intenses, qu'elle se rappelle difficilement ce qu'elle a éprouvé. Cependant elle dit avoir eu de grands frissons avec claquements de dents, qui se sont montrés chaque jour à diverses heures. Dans les intervalles de ces frissons, la malade ne pouvait se réchauffer : il y avait néanmoins des chaleurs et des sueurs par moments. Elle a éprouvé un grand malaise, un abattement considérable, une faiblesse extrême, de l'agitation, une insomnie complète ; la bouche sèche, amère ; des vomissements verts, ayant un goût de métal ; du hoquet ; des douleurs dans le ventre, qui était tendu, volumineux, ballonné, et sensible superficiellement, au point que le poids des couvertures ne pouvait être supporté ; une diarrhée fétide, intense : les urines ne pouvaient être excrétées et on était obligé de sonder. La respiration était très-douloureuse à cause des douleurs du ventre, elle était gênée, très-fréquente; il y eut de la toux pendant les trois jours qui précédèrent l'entrée, une expectoration blanchâtre, très-visqueuse et difficile. Les lochies n'ont jamais coulé et la sécrétion lactée ne s'est pas établie. On fit une application de 16 sangsues sur le ventre, des cataplasmes, des frictions mercurielles, des injections, et on donna un lavement.

Le lendemain, 2 avril, on appliqua 2 vésicatoires aux cuisses; elle continua à aller très-mal les jours suivants, et malgré son état grave, elle dit qu'elle fut obligée de quitter la Maternité le 10 avril en voiture découverte pour retourner chez elle; le lendemain, la maladie ayant encore fait des progrès, on la transporta à l'Hôtel-Dieu.

A son entrée, 12 avril, le douzième jour de l'accouchement, la malade est dans l'état suivant : face altérée, pâle, rougissant par plaques, à certains intervalles; yeux cernés, caves, se renversant par moments; supination, prostration, agitation des bras, plaintes réitérées ; tendance aux escarres du sacrum; sueurs froides ; il y a eu du frisson dans la journée; pouls à 152, filiforme, dépressible, misérable; respiration fréquente, (44 à la minute) courte, augmentant la douleur du ventre. Râle sibilant dans les deux côtés de la poitrine ; crachats muqueux très-visqueux ; les battements du cœur sont sentis; mais à peine sont-ils accompagnés de bruits ; les dents et les lèvres sont couvertes de quelques petites plaques sèches, rougeâtres ; les gencives sont un peu gonflées et douloureuses; les dents semblent trop longues à la malade. La bouche est amère avec un goût métallique ; la langue est sèche, surtout au centre, il n'y a plus de nausées, ni de hoquet; il y a de grandes douleurs dans le ventre; et celui-ci, volumineux, tendu, ballonné, météorisé, offre une grande sensibilité superficielle. Douleurs pendant l'émission des urines qui est cependant volontaire; diarrhée involontaire très-fétide. Toujours pas d'écoulement lochial; les seins sont flasques.

Elle meurt le 13 avril, dès le matin, moins de 24 heures après son entrée à l'Hôtel-Dieu, avant qu'on ait eu le temps d'agir.

A l'**Autopsie**, faite vingt-quatre heures après la mort, rien de particulier dans la cavité crânienne et dans le thorax. Dans *l'abdomen*, où sont toutes les lésions, on trouve d'abord dans le péritoine, un épanchement séro-purulent dans lequel nagent des débris de fausses membranes, surtout dans le côté gauche de la cavité où le liquide épanché, ainsi que les flocons albumineux qui le troublent, ont une teinte noirâtre, ardoisée; on trouve aussi du pus infiltré dans le tissu cellulaire sous-séreux de la fosse iliaque gauche, du ligament large correspondant et dans celui qui entoure le rein du même côté; les muscles psoas et iliaque gauche sont également imbibés de ce liquide, qui a partout une odeur fétide très-prononcée et une couleur ardoisée. Dans le tissu cellulaire qui sépare la vessie du pubis, on trouve un liquide infiltré jaunâtre, assez abondant. *L'utérus* a le volume de la tête d'un fœtus, et si on incise ses parois, on les trouve ramollies à leur face interne, d'une assez grande épaisseur, d'une couleur brunâtre, et avec une odeur très-fétide; la face interne irrégulière est couverte d'un détritus qui a la même couleur et la même odeur, et qui baigne la cavité utérine et le vagin. Le museau de tanche est développé, mou, entr'ouvert, et sa lèvre postérieure dentelée, irrégulière, est amincie, presque détruite par le ramollissement. Le vagin participe aussi à ces altérations; sa muqueuse est couleur rouge brun, ramollie; mais ce qu'il y a de plus remarquable, ce sont deux perforations de l'utérus situées au niveau de son col, l'une à gauche et l'autre à droite; la première, qui permet l'introduction de trois ou quatre doigts, est irrégulière, à parois ramollies comme diffluentes, envahit un peu le vagin en arrière et en bas, et fait communiquer largement la cavité péritonéale avec l'intérieur de l'utérus. La seconde perforation, tout à fait opposée à l'autre, pour la situation, est aussi complète; mais elle ne laisse pénétrer qu'un doigt et se trouve oblitérée par une escarre rougeâtre, assez résistante, qui empêche la communication entre les deux cavités; pas de pus dans les sinus, dans les veines de l'utérus, les veines hypogastriques, ni dans les vaisseaux lymphatiques du bassin; la *vessie*, à son bas-fond et vers le col, offre un commencement de gangrène; ses parois à ce niveau sont noirâtres, infiltrées de liquide sanieux, et sont déjà légèrement ramollies; les *intestins* sont remarquables par un grand nombre d'ulcérations situées environ au milieu de la longueur de l'iléon plus ou moins profondes, allant, pour quelques unes, jusqu'à la séreuse, arrondies, mais à bords amincis et fortement taillés en biseau. Il y a aussi dans plusieurs points une injection, une arborisation rouge, plus ou moins intense, qui justement ne se remarque pas dans le voisinage des ulcérations. Le *foie*, et la *rate* surtout, sont ramollis et friables sous la pulpe du doigt; rien d'anormal ailleurs.

Cette forme rare de la fièvre puerpérale, qu'on reconnaît facilement pour être celle qu'ont décrite Boër, MM. Duplay et Danyau, est remarquable, dans le cas que je viens de citer, par la gravité et le nombre des lésions anatomiques trouvées à l'autopsie. En effet, les traces de péritonite, qui ont manqué dans presque toutes nos autres formes, ont été trouvées bien caractérisées dans celle-ci, soit qu'on regarde cette inflammation de la séreuse comme primitive, soit qu'on la considère comme consécutive à la gangrène de l'utérus. L'odeur fétide et la couleur noirâtre des matières épanchées ont fait présumer, à l'ouverture de l'abdomen, que la cavité séreuse avait reçu pendant la vie le contact de l'air extérieur; et en effet, en continuant l'examen, on a trouvé deux perforations de l'utérus, dont une, très-grande, faisait communiquer largement l'intérieur du péritoine avec la cavité utérine, le vagin, et par conséquent avec l'extérieur. De plus, le tissu cellulaire sous-péritonéal de toute la partie gauche de l'abdomen et les muscles psoas et iliaque eux-mêmes étaient infiltrés de pus sanieux, noirâtre; entre le pubis et la séreuse existait un liquide jaunâtre, infiltré, qui peut être considéré, je crois, comme du pus commençant à se former. Ces lésions si profondes, qui allaient jusqu'au ramollissement des muscles, ne s'observent pas certainement dans les inflammations ordinaires du péritoine. La face interne de l'utérus était ramollie, gangrénée, et deux solutions de continuité intéressaient toute l'épaisseur de l'organe. Ces perforations doivent être, je pense, attribuées plutôt à la gangrène qu'aux manœuvres de l'accouchement; en effet, on ne comprendrait pas comment la malade aurait pu vivre pendant treize jours avec de telles déchirures; et ce qui prouve encore que ces altérations doivent être considérées comme le fait du ramollissement gangréneux, et non comme des lésions traumatiques, c'est qu'une des perforations était complètement oblitérée par une escarre rougeâtre, de formation récente sans doute.

Le bas-fond de la vessie offrait aussi un commencement de gangrène, et on conçoit facilement pourquoi l'émission des urines était si douloureuse et même impossible au commencement de la maladie.

J'ai dit que les intestins présentaient des ulcérations à bords taillés en biseau, mais que les arborisations rouges qu'on observait aussi sur la face interne du tube digestif n'étaient pas dans leur voisinage, et j'ai fait cette remarque parce que je regarde ces ulcérations non comme le résultat de l'inflammation, mais comme le fait d'un ramollissement analogue à celui des autres organes, tels que le foie et la rate, ramollissement qu'on observe souvent dans les affections générales de l'économie.

Si je n'attribue pas les perforations de l'utérus aux manœuvres qu'on a été obligé d'exécuter pour terminer l'accouchement, je n'en regarde pas moins ces violences, jointes à la longueur et à la difficulté du travail, comme la cause, la seule appréciable, des accidents formidables qui se sont montrés si immédiatement ; en effet, dès le jour même de l'accouchement, tout le cortége effrayant des symptômes d'une fièvre puerpérale des plus graves est survenu ; on a été obligé d'employer en même temps les émissions sanguines locales, les frictions mercurielles sur le ventre, etc.;

et, le lendemain, on appliqua deux vésicatoires aux cuisses.

Les deux transports de la malade dans une voiture découverte, et au mois d'avril, ne pouvaient qu'augmenter la gravité de l'affection, et, quand elle est entrée à l'Hôtel-Dieu on ne pouvait déjà plus conserver le moindre espoir de la sauver.

Je terminerai mes réflexions en disant qu'on n'avait pas diagnostiqué la gangrène de l'utérus, et je ne crois pas que les symptômes observés avec le plus grand soin, et par le praticien le plus habile, aient pu y conduire d'une manière certaine, les fièvres puerpérales aussi graves et arrivées à cette période se ressemblant toutes pendant la vie, malgré les lésions anatomiques si différentes qu'on rencontre après la mort.

DIXIÈME OBSERVATION.

—

Fièvre puerpérale ; forme pyogénique ; (pus infiltré dans le tissu cellulaire sous-péritonéal.)

Une femme âgée de 34 ans, s'enrhumant facilement, et ayant toussé pendant sa grossesse, déjà mère de quatre enfants, accoucha d'un cinquième il y a dix-sept jours, le 10 avril ; la couche fut heureuse, mais dans la nuit qui suivit la déli-

vrance, il survint de la fièvre, des sueurs, un point de côté, de la
toux, des crachats rouillés, de la diarrhée bilieuse; des vomissements bilieux, de la douleur dans le ventre, surtout à l'hypogastre; le lait a été sécrété en petite quantité le troisième
jour, et les lochies n'ont pas coulé du tout; insomnie; céphalalgie; agitation; et tous ces symptômes, pour lesquels on
ne fit rien, allant en s'aggravant, on se décida à transporter
la malade à l'Hôtel-Dieu le 27 avril 1840. A son entrée elle
était dans l'état suivant : pouls à 124, petit, dépressible; peau
sudorale; face altérée, d'un pâle terreux; yeux caves; grande
faiblesse générale; prostration considérable; langue sèche,
encroûtée; dents et lèvres fuligineuses; ventre non ballonné,
mais très-sensible à la pression, principalement à la partie
inférieure; selles liquides, fétides, involontaires; matité dans
le côté droit de la poitrine; souffle dans la partie postérieure
du même côté; râle muqueux et râle sonore dans toute la cavité
thorachique; escarre au sacrum. (Frictions mercurielles; cataplasme; vésicatoire sur le côté droit de la poitrine; 2 vésicatoires
aux cuisses; julep; tisane pectorale). — 28. Faiblesse extrême;
pouls misérable; extrémités un peu froides; facies hippocra-
tique; dilatation des narines pendant l'inspiration; un peu
de surdité; délire; hébétude; ventre un peu ballonné; morte
dans la nuit.

Autopsie le 50, de grand matin : l'*utérus* a le volume
rdinaire à cette époque des couches; sa face interne colorée
n rouge brun et non ramollie est couverte d'une couche de
détritus noirâtre, d'une odeur infecte et d'une épaisseur de
cinq millimètres environ. Le tissu de l'utérus et ses veines
sont dans l'état normal; rien dans les annexes; mais au milieu du tissu cellulaire qui se trouve à droite du col utérin,
dans une hauteur d'environ cinq centimètres et jusqu'au muscle
psoas, sous le péritoine, on trouve du pus blanc, concret, de
bonne nature, et pas encore réuni en foyer; rien dans le

péritoine, ni épanchement ni fausses membranes ; pas de traces d'inflammation dans les *intestins* grêles, qui renferment des matières blanchâtres ; la membrane muqueuse est cependant un peu ramollie ; rien à l'*estomac* ; le *foie* est flasque, légèrement ramolli ; le lobe gauche, très-étendu, mais mince, s'étend jusque sur la *rate ;* celle-ci est un peu ramollie et d'un volume ordinaire ; rien aux reins ; poumons engoués de mucosités ; le droit est un peu adhérent dans sa partie inférieure par un tissu cellulaire assez serré ; tout le lobe inférieur est d'une friabilité surprenante ; cependant, il surnage parfaitement. Tout le reste de ce poumon est pâle et un peu ramolli. Le gauche est un peu plus rosé, mais aussi ramolli, sans trace de pneumonie, sans tubercules. Le cœur est flasque et assez pâle ; il offre un léger ramollissement ; le sang contenu dans les cavités gauches est très-fluide, très-noir, sans caillot ; dans le ventricule droit, il y a un caillot fibrineux et du sang fluide. Tout le sang des veines est liquide, noir, sans consistance, et ne renferme pas un atome de pus.

Cette fièvre puerpérale, qui s'est présentée à nous à une époque si avancée, est remarquable sous plusieurs rapports. D'abord, les lésions anatomiques, et, en particulier, le pus trouvé dans le péritoine à la surface de l'utérus et dans le voisinage de cet organe, avec l'absence de trace de métrite, de péritonite, de phlébite utérine, peuvent, je pense, faire regarder cette forme comme analogue à la fièvre pyogénique de M. Voillemier, d'autant plus que les symptômes qui l'ont accompagnée se rapportent parfaitement avec ceux qui ont été observés pendant l'épidémie de 1838. Je sais que, dans ce cas isolé, sporadique, on n'a pas trouvé les douleurs, le gonflement des membres à leur partie postérieure, symptômes qui annoncent la formation du pus dans le tissu cellulaire de ces parties; que, de plus, on n'a pas signalé après la mort la présence de ce liquide dans l'épaisseur des membres. A cette époque, les travaux de M. Voillemier ne nous étant pas encore connus, nous n'avons pas pu diriger nos recherches dans ce sens pendant la vie de la malade et à son autopsie; mais les lésions trouvées dans le bassin suffisent bien pour caractériser la forme particulière, rare, dont nous avons déjà cité un exemple. Ensuite, presque tous les organes ont été trouvés ramollis, y compris même les poumons, qui, malgré les crachats rouillés, la matité, les râles et le souffle, observés pendant la vie, n'ont offert que cette altération, et pas la moindre hépatisation. Seulement le poumon droit surnageant, et, par conséquent, perméable à l'air, était plus ramolli, plus friable dans le point au niveau duquel on avait constaté pendant la vie des signes physiques, stéthoscopiques, de pneumonie, confirmés par les crachats caractéristiques de cette affection.

Le sang du cœur et des vaisseaux était généralement liquide, noir; circonstance qui mérite une sérieuse considération. La muqueuse des intestins était ramollie, sans trace d'inflammation, et cette lésion de consistance tend encore à prouver que, dans le cas précédent, les ulcérations du tube digestif tenaient à un ramollissement des tuniques de l'intestin.

Je dirai, pour terminer, que la face interne de l'utérus était recouverte d'un détritus noirâtre et fétide, mais sans lésion de l'organe; et bien qu'on doive noter cette circonstance, on ne doit pas en tenir compte pour distinguer les diverses formes de fièvres puerpérales entr'elles, puisqu'on rencontre dans toutes ce détritus plus ou moins abondant, plus ou moins fétide, et puisqu'on admet généralement qu'une lésion, observée avec des différences seulement en plus ou en moins, ne peut servir de caractère distinctif.

TABLE DES MATIÈRES.

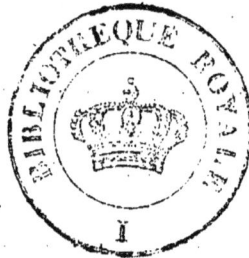

PONT-A-MOUSSON, IMPRIMERIE D'A. SIMON.

www.ingramcontent.com/pod-product-compliance
Lightning Source LLC
Chambersburg PA
CBHW070857210326
41521CB00010B/1974